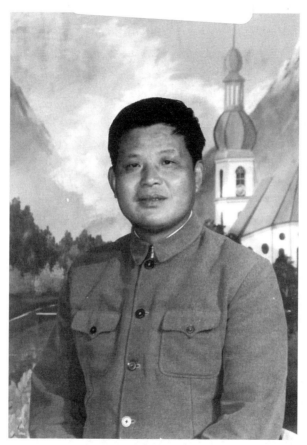

郑立让

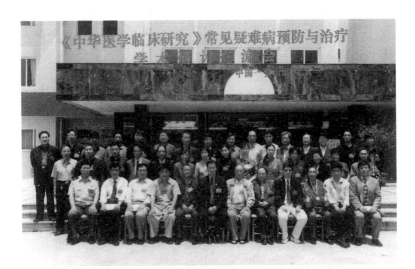

参加《中华医学临床研究》常见疑难病预防与治疗学术研讨交流会

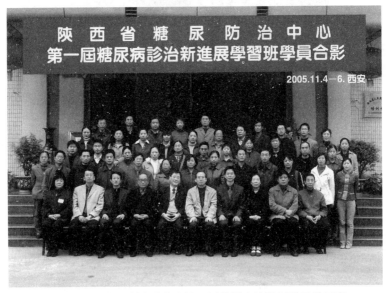

参加陕西省糖尿病防治中心第一届糖尿病诊治新进展学习班

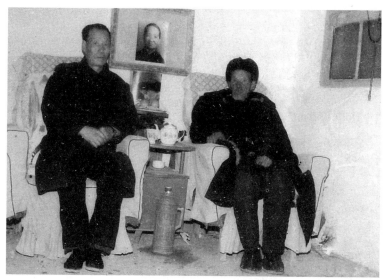

郑立让父亲和舅父在母亲遗像前

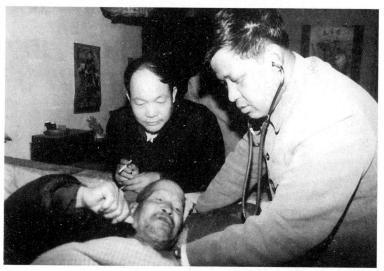

1991年用头皮针疗法为省劳模杨志清治病

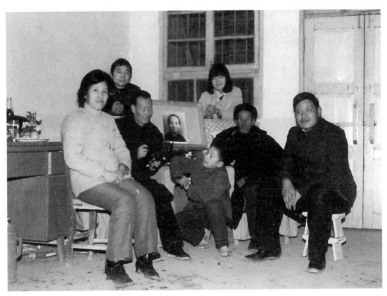

1988年舅父和我们全家在母亲遗像前缅怀母亲的恩德

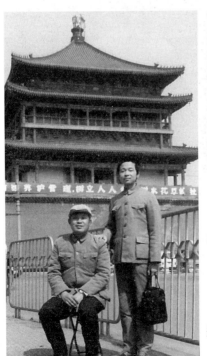

郑立让和儿子郑广辉在西安钟楼

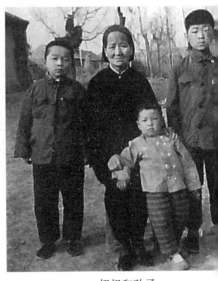

奶奶和孙子

序 一

中医药学是一个伟大的宝库，历代中医药工作者以其丰富的医疗实践，不断充实、发展这个宝库。

总结、整理、继承与发扬老中医丰富的临床经验，既是整理和继承中医学遗产的重要组成部分，也是振兴中医的重要内容之一。

郑公立让，一代地方名医，幼年酷爱中医，早年就读于我校，从事中医临床工作后勤求古训、博览群书，上遵《黄帝内经》《伤寒杂病论》，旁通各家，博采众方，间附己意，兼收西医学医理，医学知识渊博，造诣深、医风正，临床经验丰富，对疑难杂症的治疗确有其独到之处，所著《医行散记》一书，实为宝贵经验之结晶。其实用价值不言而喻，可资医林同仁参阅之用，有鉴于此，故为之序。

原陕西中医学校校长、教授　周忠民

2018 年 4 月

序 二

　　立让是我的老同学、挚友，他自幼在其舅父的教育指导下从事医务行业，酷爱中医学，钻研针灸技术，从一个普通的乡村医生成长为受人敬佩的蓝田县医学科学研究所所长，县医院、康复医院、友谊医院的副院长、院长、名誉院长。他还是一名医德高尚、医术精湛、手到病除的亲民医师，得到同行及患者的认可、信赖和赞誉。

　　几十年来，立让倾心于中医药科研及临床工作，弘扬中医药文化，将中医学理论与临床实践相结合，将人的生命生长规律与疾病防治规律相结合，创新和发展传统中医药，是一位在中医药学理论上有建树、医术上有造诣的优秀医务工作者。

　　立让忠于并践行着一个白衣天使救死扶伤的人道主义天职。本书是他履职实践之结晶，也是他心血凝聚而成的真实记录；是集医道、医德、医术于一体之作，也是他临床经验总结和积累的防病除病秘方。立让毫无保留地将本书奉献给社会，进一步弘扬光大中医药理论，造福人类，这也是立让同志胸襟宽博的有识之举。

　　读本书使人受到感染，从中领悟到做人的真谛；读此书使人获益匪浅，更是一种愉悦的享受。对于行家业内者，可看个门道，进一步研讨、借鉴和传承；行外者亦可在养生保健、防病治病时参考。

蓝田县人大常委会原副主任、调研员

蓝田县老年学学会、协会会长　成新民

2018 年春

儒医郑立让（序三）

古人常用松菊梅"岁寒三友"比喻经受考验的友谊，我与郑立让先生亦为"三友"，不过，此"三友"却为"道友""文友""朋友"之友。所谓"道友"，即医道也。早在 20 世纪 70 年代，我们都在卫生系统工作，时立让已在医界以针术而初显名气，我亦因主编《蓝田卫生报》和立让先生过往甚密，"道友"之谊即始于此时矣！从此之后直到现在，因彼此又都痴迷文学，多有切磋，故自然又成为"文友"。在长期志同道合的交往中，我深感立让先生是一个重感情、重信义、重承诺、正直仁厚的真君子，故而彼此心照不宣，日积月累，遂又成为"朋友"，而且他是我为数不多的挚友之一。立让小我两岁，屈为弟，我便也以长卖长，自尊为兄，情同手足感情愈来愈浓。他借自己的职业，常为我设计保健方案，甘为"保健医生"，亦多次劝告我丢弃吸烟陋习。他见我总是将劝告当作耳边风，居然惊出"跪求"之语，可见心交之深矣！

立让先生在中医学和文学上都有造诣，过去我也曾在《蓝田卫生报》和《白鹿塬报》刊用过其大作，领略过其文采，也见过他在各种医学刊物上发表的许多学术文章，对他的医道和文才均佩服有加。但是当他有一天突然拿来厚厚一摞的书稿时，还是让我大吃了一惊！他非常认真地问我："老哥，这是我从医几十年临床心得的手稿，心想出一本书，您看有无必要，会不会让人笑话？"我这人有个毛病，就是啥事都很认真，尤其越是对朋友的事越是认真得近于迂腐，于是认真翻看起来，想看看到底有无必要。因为说实话，现在出书的人多了，但真正有价值的书籍却并不多，舶来品、迎合品、抄袭品、淫秽品、凑合品比比皆是，有的既非文学创作，又非学术专著，以致讹误百出，遗患无穷。然而立让先生的这部书稿却让我还未翻完就已赞不绝口，我不但竭力支持他出书，而且还毛遂自荐要为这本书写几句话，于是便有了后来的这篇文字，权当为序吧。

本书内容都是立让先生数十年钻研中医理论和临床实践之纪实，是由作者心血凝集而成，是集道德、哲理和生活性、学术性、通俗性、故事性、可读性、趣味性、文学性于一体的学术著作。读此书不仅可使人获益良多，而且还是一种愉悦的享受。

现在人们常喜欢用一个"儒"字来表明某人有文化，有素养，有道德，如"儒厨""儒将""儒商""儒者"等，郑立让先生则是一个典型的"儒医"。立让先生的行为举止、作风仪态总是那么温良恭俭，温文尔雅，温和淳厚。凡接触过他的人都觉得他是一个谦诚平和、易于接近，并深具儒者风范的人，起码我就是这么认为的。立让先生的人格情操除了家风和舅父影响外，更与他从事的中医学并从中汲取营养有关。

我认为，中医学是中华民族优秀传统文化的重要组成部分，中医学的阴阳五行、虚实寒热、相生相克、望闻问切等基本理论，无不充满着中国儒家正统文化的道德观和哲学思想。中医把以尚德为核心的仁义礼智信作为行医者的准则要求，这对于注重个人修养，精研中医基本理论的立让先生来说影响至深，这是定格他"儒医"品质的基础。这些，也都能从本书的字里行间品读出来。

我也是经常光顾郑先生诊室者之一，无论他过去在中医院、康复医院、县医院出诊，还是退休以后，找他看病的人永远是川流不息，而他总是不烦不躁，笑对每位来者，使患者首先在心灵上得到抚慰。他对每位患者都是耐心地询问病史病情，细心诊断，不厌其烦地为患者讲解病因机理、预防办法，劝慰他们正确对待疾病，消除思想负担；

有时还对个别丧失信心的患者做一些心理诱导和暗示疗法，增强其战胜疾病的信心和勇气，因为他深知精神因素对患者产生的影响是不可忽视的。过去我曾经遇到过一个医生，他每见到一个找他初诊的病人，总是故作惊慌地说："哎呀！你咋把病扛成这个样子才来？现在我只能尽力而为了，看得好算你命大，看不好也休怪我。"其实他是把话说在前头：看不好是你把病耽误了，看好了是我的本领大，你看这么重的病我都能治好！以至于他的话对病人产生很大压力，即使无病也会成病，轻病成重病，他却不愿去想。在经济效益挂钩的驱动下，有些医生只顾开大处方，推销药品，强用不必要的检查等，毫不为病人着想。而我亲眼所见立让先生总是为病人着想，不该用的药不用，能少花钱尽量少花钱，能用针灸就不开药，从而赢得病人信赖。他退休后曾被多家医疗机构争相聘请，仍然是走到哪儿病人就寻到哪儿，原因不言而喻。

一个受人爱戴的医生固然要有高尚医德，然而作为病人，最根本的还是要治好病，所以，德艺双馨永远是郑立让先生追求的目标，他数十年的从医之路，就是不断奋斗，不停钻研，精益求精，永无止境地充实提高医疗水平的过程。他和他的舅父张济全一样，也是从青少年时起就开始学习中医。

作为陕西中医事业奠基者和著名中医教育家的舅父对他一直有着重要影响。他从小耳濡目染，在舅父的督导下，很早就能把许多古典医籍背诵如流。随着年龄增长和对医理的理解，他进一步结合实践，深刻钻研，不耻求教，凡有所长者皆为我师，其中影响较深者为著名头针专家方云鹏。20世纪70年代方云鹏下放蓝田，郑立让拜其门下。由于他学习态度诚恳，受到方云鹏的倾心施教，遂使他成为蓝田最早、最全面掌握头针技术的人，至今他还将头针术广泛应用于临床，为千万患者解除病痛。之后他又曾醉心医学科研，不断扩大学术领域，充实中医理论和临床实践；他坚持中西医结合，吸取西医之长，弥补中医之缺，不断创新和发展中医，从理论到实践不断取得新的突破，许多疑难杂症，甚至已被判为患有"不治"之症的患者也在他的手中起死回生，从而奠定了他在蓝田中医界应有的地位。

也许是出于"三友"关系，我不由得说个没完，这时我才突然想起不能过多占用读者时间，还是让大家自己去品味本书之妙吧，故戛然收笔，望诸见谅。

《蓝田县志》主编　卞寿堂
2018 年 1 月 10 日晚于灯下

澄怀观道　鸿儒雅医（序四）

　　澄怀观道，本是禅的境界，拈花微笑里领悟色相中微妙至深的禅境。"澄怀"，就是挖掘心灵中美的源泉。"观道"，"道"犹表象于"艺"。灿烂的"艺"赋予"道"以形象和生命，"道"给予"艺"以深度和灵魂。每次见到他的人，总给人以敏于行而讷于言之感，敦厚淳朴、慈眉善目的画像，走起路来沉稳干练的神形，总给人以想亲近的感觉。当你开口和他交谈时，他话语不多惜言如金，但总是句句中的，常常在不知不觉中诲人于无形，每当谈到中医基础理论时却口若悬河，引经据典，思维缜密，总能让听者思路顿开，细细品味总会有醍醐灌顶之感。每次看到他问诊切脉时，总是聚力凝神，若有所思，望诊时目光如炬，在不知不觉中，病患的神色形态尽揽心中。闻诊时细致入微，耳聪目明，听声音闻气味，行行入道。问诊时亲切慈祥，言语质朴，问主诉问病史，句句中的。切诊时寸关尺轻重适中，三步九候指法娴熟。纵观全过程是既儒且雅，望闻问切之后的辨证论治总感胸中锦绣藏，运筹帷幄中，下笔行方如行云流水般，灭病于无形中。这就是郑立让给人的印象。

　　中医学历经几千年长盛不衰，为中华民族的兴旺做出了巨大贡献，在中国有深厚的群众基础，深得广大病患的信赖，但是面对艰涩难懂而且又博大精深的中医理论，令很多人望而却步，知难而退。能立足于蓝田杏林，已是不易了，郑立让先生从识医、爱医、学医、行医到驭医，走过了一段艰辛的路，自小家境贫寒，命运多舛，幸得亲戚指点，步入杏林，勤勉好学，以悬梁刺股，囊萤映雪之力，深研医理。历经数十年，终成大器，祛除的病痛无数，治愈的患者千千万，年近古稀，仍热衷于医道，每日门诊不辍，游弋于杏林，乐于医理，究医理，论医道，笔耕不辍，时常有论文发表于医学杂志。随着年龄、阅历的增加，其内心愈发纯粹，胸襟廓然，脱净尘渣，一门心思致力于中医学的研究，穷阴阳，究五行，尤其是他对头皮针的研究，在当时的确名震一方，是陕西省头皮针的代表人物。20世纪70年代，物资匮乏，医学技术落后，他开展的简便廉验的头皮针治疗手段，对高血压、脑梗、脑出血后遗症、慢性支气管炎等疾病的治疗，取得了很大成效，不但解决了广大病患的痛苦，也丰富了中医的治疗手段，受到了卫生部的关注和表彰。他主张的"医患相得法"发挥病人自身所具有的对疾病的调控作用，结合药物治疗起到更好的效果，贯穿于他行医的几十年。"澄怀观道"是他对医学的态度，鸿儒雅医，是广大病患对郑立让的印象，愿他不忘初心，尽心竭力服务于梓里百姓。

陕西职业技术学院（原陕西中医学校）教务处长　张选民

2018年6月

序 五

中医诊治疑难杂病已在全国乃至世界被人们所认可,人们常用神医下凡、妙手回春这样的美言来赞誉医术高明的医生。我认为这只是一种赞美的华丽词语。可是在我的身边确有这样一位医德高尚,医术精湛,为人善良谦和的老中医。在我担任卫生局党委书记期间,常常听到整个卫生系统和广大群众对他高超的医疗技术和宽仁厚德、忠厚赤诚的人格给予的极高评价。在我们蓝田县,老百姓可以不知道县委书记的名字,但郑立让的名字可是家喻户晓,人人皆知,他的医术享誉三秦大地,治愈的病人遍布四面八方。2008 年我大面积脑梗,当时很严重,住进了交大一附院治疗了一个月,后又转到四医大唐都医院继续治疗了两个月,临出院时,语言迟缓愚钝,左腿和左臂行动不便,医生告诉我这就是后遗症,可能终生也就这样了,当时我连死的念头都有了,觉得这样活着有什么意义,不如死了。回到县上后,还是四处问医、求药,一天我爱人说你们县医院郑院长在群众中那么大的名气,你还是找他针灸治治吧。我抱着死马当作活马医的心情在县医院见到了郑院长,叙说了我的病情,他先给我做了心理上的安慰和开导,他说你这病情不严重,针灸一定能治好。扎了一个星期后,觉得说话时舌尖不那么硬了,后来又坚持治了 40 天,感觉行动也自如了。为了彻底治疗,他建议我再治一个疗程,我遵照他的医嘱又治了一个疗程。到现在 10 年过去了,我的病从未复发过,而且一切正常,身体很健康,通过我自己的亲身经历，我发自内心地告诉大家，人间真有神医，妙手回春不是传说。

本书概括了郑立让老大夫一生从事医疗事业的珍贵经验，为广大患者的康复治疗总结出一个个行之有效的治疗方案。为发扬光大祖国的中医事业，做出了卓越贡献。

一根根奇妙的银针，谱写了郑老先生独特的医技，根治了患者的疑难杂症。本书的出版发行将为祖国中医事业的传承和发扬起到不可估量的作用。

蓝田县卫生局党委书记　胡日强

2018 年 8 月于蓝田

目 录

第一章　路漫漫其修远兮——我的中医之路 / 1

痴迷中医 / 3

踏上中医征途 / 4

坎坷的中医之路 / 6

医路求索 / 11

第二章　医路索迹——验案集锦 / 19

长黄褐斑的脸变白了 / 20

中草药竟让她摆脱鱼鳞癣的折磨 / 22

16岁少女的卵巢囊肿 / 24

令人发怵的痛经 / 27

难治的三叉神经痛痊愈了 / 28

张老师得了僵人综合征 / 30

针灸、中药治好了夜游症 / 32

患癫痫的儿童上学了 / 34

多年癫痫患儿成了英俊小伙 / 38

头皮针治好了铁路工人的脑干病变 / 39

10年的帕金森综合征患者生活可以自理了 / 41

患偏瘫的王老师康复了 / 42

难治的口眼歪斜痊愈了 / 44

多年的气虚性高血压控制住了 / 46

贾局长的颈椎病 / 48

康颈汤治疗颈椎综合征 / 51

重症脑出血的救治 / 52

年轻肾衰患者痊愈了 / 55

中药治疗三个月根除26年胃脘痛 / 57

女强人的气滞胃脘痛 / 58

慢性萎缩性胃炎让她苦不堪言 / 60

银针治好了王经理的怪病 / 62

尿失禁的儿童背上书包上学了 / 63

艾灸足三里治好了她的怪病 / 65

苦不堪言的类风湿性关节炎 / 67

温火灼筋举步难，清热利湿肿痛消 / 69

他因患慢性骨髓炎已休学一年多 / 70

哮喘发作苦难言，针药并用祛病魔 / 72

土块当作食物吃，父母伤心珠泪落 / 74

截瘫患者能走路了 / 76

夏天不离棉袄的张书记 / 78

婚后不育十二年，喜得贵子 / 81

"脓血便"患者的苦恼 / 83

心理治疗是治疗疾病的重要手段 / 85

心理疗法治好了精神分裂症 / 88

抽胸水的钱先生脸上有了笑容 / 90

消炎解毒汤是支原体肺炎的克星 / 92

延年益寿的绿色保健食品——荞面饸饹 / 94

堵在咽喉的那口痰为何越治越重 / 96

模式化疗法治疗美尼尔氏综合征 / 99

儿时朋友的斑秃治好了 / 102

中药、针灸治疗流行性乙型脑炎后遗症 / 106

中医辨证分型治疗肝硬化腹水 / 109

"愈肝汤"治疗慢性肝炎 / 112

第三章　**验方选粹** / **117**

呼吸系统疾病效验方 / 119

消化系统疾病效验方 / 124

泌尿系统疾病效验方 / 130

循环系统疾病效验方 / 134

妇科疾病效验方 / 138

第四章　**解开健康长寿的密码** / **147**

第五章　**秘法薪传** / **155**

后　记　**云山苍苍，江水泱泱，导师之恩，山高水长**
　　　　——追忆我的舅父张济全先生 / **192**

路漫漫其修远兮——我的中医之路

第一章

痴迷中医

我是在山村里长大的，姊妹三人。幼年时有一天大姐惠芳带我上集去买东西，回家的路上突然间黑云滚滚，电闪雷鸣。瞬间倾盆大雨如瓢泼般浇在头上，我吓得哇哇直哭。雷雨中惠芳姐脱下她的上衣包在我的头上，背着我往回跑。那时的路还是土路，干旱了多日，路上溏土厚厚一层，被雨水一泡，半尺深的泥浆路上油滑油滑的，鞋也不知道掉到哪里去了。大雨湿透了她的衣衫和头发，稀泥和水已高过了膝盖，雨中我分明看见了惠芳姐戚哀绝望的神情。惠芳姐赤脚背着我，腰扭伤得厉害，回家几天卧床不起，不能下床活动。那时我只恨自己太小了，帮不了姐姐，心里难受，但又没有办法，只能眼睁睁地看着大姐活受罪。

星期天到了，在县医院中医科工作的二姐玉兰回家休假，她看到惠芳姐腰痛得厉害，于是拿出她随身携带的针灸针在惠芳姐的人中穴、天柱穴扎了两针，随后一边捻针，一边让大姐转动腰部，寻找疼痛的感觉，然后加大捻转的强度。几分钟后，惠芳姐活动腰部，疼痛奇迹般地消失了。她又给惠芳姐按摩了腰部。第二天惠芳姐就下地干活了。惠芳姐的腰不痛了，我高兴得不得了，又拉起大黄狗去地里撵兔子。

针刺治疗运动性损伤疼痛立竿见影，其疗效之神速，使我幼小的心灵深为惊叹，从此便痴迷上了中医针灸。

1962年的春节，玉兰姐回家探亲，村里的宋大妈卧床不起已经半年，春节前已吃药打针治疗了一个多月，但病情一天天加重。宋大妈的女儿请玉兰姐为她母亲看病，我帮玉兰姐背医药包。病人骨瘦如柴，非常虚弱，只能听到低微的呻吟声，已经一周没有进食，自述腹部疼痛，前面看过的医生认为是痨病，脉细微得几乎摸不到。玉兰姐诊脉后认为病人是阳气虚弱，气阴两虚。她开了五剂生脉散加减。服完后，宋大妈即可下床走路。玉兰姐又让病人每日用棉花秆皮一两熬水喝。春暖花开，宋大妈已经可以下地干活了。

住在坡头的王大婶得病已经两年了。阳春三月，玉兰姐回家休假，王大婶家人请姐姐看病。病人面呈青褐色，胸满腹胀，大便秘结，干燥的大便有时得让丈夫用竹棍往出掏。病人自述刚开始得的是黄疸，现在发展为鼓胀，西医称"肝硬化腹水"，已经在西安住了好几次医院。因长期看病，负担过重，家中已典卖一空，身无分文，赤贫如洗。病人精神极差，面目青褐，腹胀如鼓。玉兰姐诊完脉后，即教给王大婶的丈夫自挖鲜蒲公英和商陆（当地农民称山萝卜）。每日以鲜蒲公英二两，商陆半两煮水喝了一个多月，不花一分钱，竟把迁延了两年多的肝硬化腹水治好了。这对我的触动很大，中草药简便廉验的疗效使我学医的意愿油然而生。

踏上中医征途

凭借着自己的一腔热血和对医学的强烈追求、对理想的寄托，我坚定了学医之志，遂矢志献身医学。学习中，不问寒暑，顽强苦读。在舅父的指导下，先学习浅显的内容，背诵《药性赋》《汤头歌诀》《医学三字经》，熟读《伤寒论》《金匮要略》《内经》等。因医籍古文深奥，每遇疑难，穷思苦想仍难彻悟时，则请教于玉兰姐，求其指导，悫诚倾听，反复研磨，以期必得。学习《伤寒论》《金匮要略》《内经》以死记硬背为主。睡觉前背，走路时背，干活时背，上厕所时背，一年四季，不分寒暑，达旦鸡鸣，攻读不辍。几年下来，将《伤寒论》

《金匮要略》《内经》中的重点条文，分条分段背诵，直至滚瓜烂熟为止。学医过程中，亲眼看到玉兰姐用针灸治病效果十分显著，不仅对扭伤、疼痛之症常收到立竿见影之效，而且对很多疑难杂病的疗效亦使人惊奇不已，由此激发了我学习针灸的热情。北宋大儒张横渠说："为天地立心，为生民立命，为往圣继绝学，为万世开太平。"于是我走上了艰难的学医之路。

起初我在麻纸和棉团上捻针练习指力，并利用走路、说话等时间，将火柴棒、牙签等拿在手指上练习捻运，锻炼指力。天长日久，指头捻动就灵活了。又熟读了《内经》十二经络循行路线原文及《标幽赋》《金针赋》，熟记了三百多个经穴尺寸，经常在自己身上练习扎针和手法。扎多了，捻起来也就灵活了。但老师仍不让我在病人身上扎针。

一次偶然的机缘，给我带来了机会。一次玉兰姐出诊，患者是一位60多岁的老人，哮喘已经20多年了，每年冬季都要复发，发病时，咳白色泡沫性痰，夜里喘得更厉害，不能平卧，平时走路都免不了胸闷气急。若逢天气变化，气喘病发作更厉害，发作时服用氨茶碱及抗生素可缓解症状。今冬又服氨茶碱及静滴抗生素及地塞米松。由于大量服用激素，胃肠道刺激症状明显，出现剧烈呕吐。接诊时病人痰声辘辘，哮喘频发，呼吸困难，口唇紫绀。证属哮喘（风痰阻肺，肺失肃降）。治以理肺平喘，豁痰利气。按针灸理论辨证取穴：定喘、肺俞、膻中、足三里。玉兰姐选好穴位后，手把手教我把针扎进穴位，随后用手进行捻转，顷刻间，病人就停止了哮喘。起针时病人不让取，他怕针取了以后再复发犯病。我们告诉病人为了巩固疗效，须按以上穴位治疗一周。从第二天开始，玉兰姐教我针刺定喘、肺俞、大椎、内关，艾灸足三里、膻中。玉兰姐带着我用针灸为病人治疗了三个疗程，哮喘再未复发。这个病例太神奇了，在玉兰姐的指导下，我用针灸疗法成功治愈了一例药物治疗无效的哮喘病例。

从此，我就开始用针灸疗法在农村为患者治病了，玉兰姐把我引入到对中医痴迷的状态，使我无法自拔！

舅父张济全是陕西中医界知名教育家，20世纪五六十年代执教于陕西中医学院。我由于痴爱中医，自小在他的教导下熟读诸多医学经典，从而为今后走上学习中医的道路打下了良好的基础。后又在渭南中医学校和陕西中医学院学习，对中医学有了更深的认识，并产生了对事业的归宿感和责任感。

坎坷的中医之路

20世纪70年代，我师从于中国著名针灸学家、中国方氏头皮针创始人方云鹏教授，在头皮针疗法研究方面积极探索，尤其在头皮针结合中药治疗脑梗、冠心病、颈椎病、腰椎间盘突出、脑出血后遗症等方面，取得了突破性进展，形成了一整套独特有效的治疗方法，并多次举办各种培训班和知识讲座，为国家培养了大量的中医针灸和头皮针人才，主编《中华医学临床研究》，并撰写了学术论文，部分论文在国家级和省市级医学杂志上发表。我曾多次参加各级各类学术研讨会。

几十年来虽历尽人间沧桑，但在悠悠岐黄路上，我兼收并蓄，力求广取各家之长，而又不墨守成规，对于许多目前现代医学尚感棘手的疑难杂症，根据疾病发生、发展的规律进行摸索、总结，终于有所突破。按照中医整体观念和辨证论治的原则，根据前贤的理论指导和本人的临床经验，对一些疑难杂症疗效显著。

忆往昔，峥嵘岁月稠。记得在1969年，对二十几位小儿麻痹后遗症患儿用针灸结合白降丹划点疗法进行治疗，临床效果显著。经过治疗，6 位从小在地上爬行的患儿，扶拐能够站立起来走路。1971 年撰写的《针灸结合白降丹划点疗法治疗小儿麻痹后遗症 19 例小结》登载于《渭南地区科技资料》1971 第 3 期。

1973 年我被抽调到蓝田县卫生局科研组，随恩师方云鹏学习和研究头皮针疗法，成为方氏头皮针的传人。恩师方云鹏先生早年毕业于郑州大学医学院，抗战期间与日寇浴血奋战，曾任抗日前线战地医院外科主任、院长，西安市第一人民医院外科主任。一次偶然机会痴迷上了中医针灸，即献身于中医针灸事业，后任西安市中医医院针灸科主任。1958 年就开始用针刺麻醉为病人做手术（可谓中国针灸麻醉的先驱者之一）。在长期的针灸临床实践中，按照西医的大脑解剖学说和中医经络学说发明了在头部针刺治疗全身疾病的头针疗法，称为"蓝田头针"，后改称为"陕西头皮针"，也称为"方氏头皮针"。当时被渭南地区卫生局列为地区医学重点科研项目，渭南地区卫生局副局长亲自负责此项研究工作，成立专门机构，并拨款进行临床观察研究，成立科研组。我可以说是头皮针疗法研究的主力队员。

1974 年参加方氏头皮针临床研究工作，对高血压、脑梗、脑出血后遗症、慢性支气管炎进行临床研究观察。

1975 ～ 1976 年，从事方氏头皮针对高血压的临床观察。我担任头皮针临床技术指导，同时参加《头皮针治疗高血压病 200 例临床观察》的撰写。随后此文成为国务院科学大会的交流材料。

1977 年，受省卫生厅派遣赴安康、宝鸡、咸阳、铜川等多个地区主办头皮针培训班，我担任培训班讲师。参加学习人员为地区各直属医院和各县医院针灸临床医生。

1978 年参加渭南地区头皮针临床科研大会战，我担任技术总监，并承担头皮针治疗高血压的研究工作，为当年在北京召开的全国科学大会准备材料。承担《头皮针治疗脑血管病后遗症 47 例观察报告》及临床观察的撰写，该文章经过专家鉴定，确定为全国科学大会卫生经验交流材料。

1979年，参加头皮针治疗高血压的临床观察工作，负责技术论证。观察结束后，撰写了《头皮针治疗高血压病495例临床观察小结》。蓝田县卫生局科研组头皮针研究工作获卫生部优秀科技成果奖。

1980年，在蓝田县开展了大规模的头皮针对高血压普查治疗的行动，并与西药利血平进行临床对照。本人负责临床针刺操作技术和指导工作，参加撰写了《头皮针和利血平对高血压疗效的对比观察报告》。

1982年，本人参加撰写了《陕西头皮针治疗脑梗后遗症疗效观察报告》，此文为1983年头皮针北京学术交流会经验交流材料。

1982～1986年，运用头皮针对青少年近视和脑梗分别进行了观察，并写出了总结报告。我们科研组同志团结一心，浴血奋战，不问寒暑，翻山越岭，忘我地奋斗在头皮针临床科研第一线，我们不知熬过了多少不眠之夜，痴心一片，为中医针灸事业的发展，洒下了自己的血和汗。头皮针大会战征途中，我们科研组组长，科研组的"开国元勋"吕炜昌老师因工作操劳过度，积劳成疾，肝血耗尽，病倒在工作岗位上，救治无效病逝了。这带给我们全体工作人员无尽的哀思。三十多年过去了，忆起往事，吕老师的人格和为工作的献身精神仍历历在目，使人终生难忘，他是我心中永远的丰碑。

1986年，全国头皮针标准化方案会议在北京召开。方老师发明的"陕西头皮针"载入头皮针全国标准化方案，总结成为《头皮针疗法》一书。1990年，头皮针标准化方案载入全国高等学校教材《针灸学》一书中。几十年的头皮针发展历程，在针灸发展史上是厚重的一笔，中华人民共和国成立后，随着大量现代医学知识进入中医领域，中医针灸这门传统技术实现了高速发展，头皮针无疑是最为耀眼的成果之一。因为头皮针的疗效确切，所以研习者众多。

1987年，我担任单位领导，又从事中医临床和针灸研究工作，时刻把自己摆在人民公仆的位置上，把"全心全意为人民服务，一切为了人民健康"的宗旨铭记在心。以锲而不舍的精神，虚心钻研业务，坚持精读中医"四大经典"。在反复精读中医经典著作的过程中，记有很多学习笔记及心得体会。

同时，在临床中认识到"治病先治心"和"医患相得法"。"治病先治心"即医生应以高度的责任感，使病人对医生产生坚定的信心。医生和病人齐心协力，就能为疑难危重病症的康复创造最佳的条件。"医患相得法"是施用精神治疗的方法，用针对性的语言疏导，多方设法解除病人心中的疑虑、顾忌、执着、愤怒等思想，使其心神安定，激发起病人体内的正气和抗病的能力，发挥病人自身所具有的对疾病的调控作用，结合药物治疗才能起到更好的效果。尤其是对危重疑难病人都要给予特殊的心理安慰，使他们树立战胜疾病的信心，确实对提高疗效能发挥很大的作用。

1985 年，普华镇一位 72 岁的老人因为儿子蒙冤入狱，悲伤抑郁，患食道中段癌，被西安两所医院确诊。9 月份卧床，10 月份并发食道梗阻。赴省肿瘤医院求治，接受放疗 40 天。医院告知，病已到晚期，已无挽救希望，嘱回乡准备后事。遂于 11 月下旬回家，每日以能量合剂，水解蛋白维持生命。我接诊时病势危重，人已气息奄奄，口唇焦裂，眼眶塌陷，干渴，面色萎黄，咽喉潮红，心悸气喘，胸部疼痛，红色镜面舌，脉细欲绝。患者证属：气阴两虚、气机阻滞、正虚邪恋。因患者为多年挚友，义不容辞当设法治疗。即在其背部至阳穴针刺，在胃俞、肺俞、中脘进行拔罐，并输以代血浆、水解蛋白。我守在病人床前，为患者精心治疗，给予病人特殊的心理安慰，并以硼砂 15g，冰片 6g，沉香 10g，煅磁石 5g，红参 10g，火硝 10g。研极细粉末，每次 2g，蜜汁调糊，缓缓含化。10 天后患者疼痛大为缓解，停用杜冷丁，可入睡。此时适逢儿子无罪释放出狱回家，老人心情甚为愉悦，病即好转大半，继用上药，每次 2g，蜂蜜水调服，每日 6 次。针灸拔罐仍以原法治疗。一周后病人即可进牛奶 100mL。

后以久病正虚，气阴两虚救治。处方：西洋参 10g，旋覆花 15g（另包），法半夏 20g，白花蛇舌草 30g，黄药子 20g，山慈菇 15g，山甲片 12g（先煎），蜈蚣 1 条（冲），槟榔 20g 水煎服，每日一次。此后病情逐日缓解，日可进食牛奶 200mL。

12 月中旬患者因儿子在身边陪伴，心情舒畅，精神稍佳，食道梗阻基本解除，叮嘱病人放松心情，生活规律，坚定必胜之信心，配合治疗。停用输液，遂以处方：槟榔 30g，莱菔子 30g，枳壳 10g，川朴 10g，陈皮 10g，半夏 15g，西洋参 15g，白术 15g，云苓 20g，乌梢蛇 10g，蜈蚣 2 条，土鳖虫 10g，女贞子 30g，薏苡仁 30g，半枝莲 30g，白豆蔻 10g（后下），木香 10g，水煎服，每日一剂，连服 30 剂。

本病晚期，由于气血耗伤殆尽，服药 30 剂后，患者较前有所好转，但仍疲倦、乏力、面色苍白。遂以：生晒参 15g，五味子 15g，麦冬 15g，山慈菇 10g，山甲片 8g（先煎），山豆根 10g，龟甲 10g（先煎），白花蛇舌草 20g，乌梢蛇 10g，白术 20g，云苓 20g，15 剂，水煎服，每日一剂。并嘱每日服蟾蜍 1 只，服法：将蟾蜍去头及内脏，蟾皮亦剥除，唯留四足部皮肤，清洗干净，然后久煮成糊状，加入大蒜 2 枚，每日三次分食。

半年后，患者病情稳定，遂处方：西洋参 60g，紫河车 300g，山慈菇 30g，沉香 20g，乌梢蛇 30g，全蝎 30g，蜈蚣 20g，土鳖虫 30g，三七 30g，冰片 5g，儿茶 30g，研细末，每服 10g，每日两次，早晚蜜汁调糊含化。

服药一年后，患者可下床走路，与常人无差别，带癌生存 10 年后逝世。

此例患者从我接诊后心态平静，对我笃信不疑，拒绝一切干扰，加上儿子出狱后心情舒畅，因此病情很快好转。我认为任何疗效的取得都是"医患相得法"，即医患双方共同努力的结果。

1994年，蓝田县冯家村青年农民杨某，在西安确诊为脓胸、心包积液、腹水、脓毒败血症。细菌培养为金黄色葡萄球菌感染。在西安、北京等地花去了数万元，无明显效果而返。后来我院就诊，接诊时患者精神极差，消瘦，胸部引流口流出的脓液腥臭难闻，病情笃重。根据中医辨证施治，内服"千金苇茎汤"加减，服药100余剂，并用"白花蛇舌草合剂"外敷治疗，五个月后痊愈。对此《陕西广播电台》《中国消费者导报》《陕西日报》都进行过报道。此后，外地有脓胸患者不远千里，慕名而来。近年来，治疗脓胸20多例，均获得满意效果。长期的临床实践中，我认为一个合格的中医师，都必须心怀慈悲，正所谓"医者父母心"，明代裴一中在《言医》中写到："才不近仙，心不近佛者，宁耕田织布取衣食耳，断不可作医以误世。"医生看到病人被病痛折磨时，应感同身受，若己有之，病魔一日不除，内心一日不安。这就是我行医做人的准则。

医路求索

在临床上，我经常碰到一些疾病，西医诊断不明确，从西医角度没办法治疗，而用中医的理论来分析，用中医的办法来治疗，这些疾病往往能轻而易举治好。这也是中医的一个长项。我们能够在不用西医治疗手段的情况下，从中医的角度治疗，问题很快得到解决。

1996年，我曾遇到过一位肺结节病患者，右背疼痛，经CT检查两肺有结节样阴影，患者心脏功能差，不能做穿刺和支气管镜检查，咳嗽，胸痛。先后在西安某医院住院治疗四个多月，长期服用激素，症状无明显好转。

1996年8月，胸片示两肺叶纹理增强、模糊，见小结节影，右肺门影增大。诊断：两肺结节病。来门诊治疗时，症见咳嗽，痰难咳出，胸闷，左右背部痛，口干渴多饮，纳差，下肢浮肿，舌质暗红，苔黄腻，脉沉细。

证属：气阴两虚，肝肾不足，痰瘀互结。

治疗：补益肝肾，益气养阴，活血祛瘀，化痰散结。

处方：西洋参10g，麦冬15g，天花粉15g，五味子20g，熟地15g，僵蚕10g，法半夏12g，胆南星10g，野菊花30g，山慈菇15g，海藻12g，炮山甲10g（先煎），漏芦10g，山豆根6g，10剂。

服法：水煎服，一日一剂。

9月6日来诊，咳嗽，胸闷减轻，背部疼痛亦有减轻，舌质暗红，苔黄腻，脉细。强地松按照每周减5mg，已递减到每天10mg。在原方基础上加皂角刺10g，半枝莲20g，白花蛇舌草20g，继服15剂。

9月21日，服益气养阴，化痰散结祛瘀药15剂后，患者已无咳嗽，胸闷口干多饮等症状已消失，下肢仍轻度浮肿，右胸背部疼痛消失，临床效果显著，强地松已减到每日5mg，舌质暗红，苔黄薄腻，脉细。

仍以原方加减治疗：西洋参15g，麦冬15g，天花粉15g，法半夏10g，五味子15g，熟地20g，僵蚕15g，胆南星10g，山慈菇20g，海藻15g，炮山甲10g（先煎），片姜黄10g，炙黄芪20g，桃仁10g，皂角刺10g，半枝莲20g，白术20g，焦三仙各10g，15剂，水煎服，一日一剂。

12月6日，激素已全部停止，服上药后拍胸片提示双肺纹理清晰，沿肺纹理走向可见少许致密点状影，结节已消除。患者精神可，咳嗽，胸闷，气短已消失，口干和肩背疼痛消失，饮食正常。对这例诊断不清的结节病，经中医补益肝肾，益气养阴，活血清热消肿，化痰祛瘀，软坚散结治疗，前后服中药5个月，在基本没用西药的情况下，诸症消失，体现了中医和中药临床治疗的优势。当时我也不敢相信这样的奇迹，但在事实面前，对中医的疗效，我诚服了。中医药主要的特点在于人与自然和谐统一、天人合一的整体观，我们诊疗前都要全面收集患者的所有信息。因此，在治疗疾病时不能只单单注意局部，还要特别重视人体内外环境的统一，通过调整体来达到治疗局部的目的。它在处理疾病方面是有前瞻性的。比如，目前由于生活节奏的加快，压力的加大，人们容易出现疲劳，特别是白领，由于工作紧张，长期生活不规律而导致失眠、疲劳、头发脱落、精神倦怠等，这就是疲劳综合征，发生率很高，但到医院检查时各项指标都正常，对此，西医没有治疗的方法。但从中医的角度看，人是一个整体，治疗就是从整体来考虑，用整体调节的方法来调和气血、调和五脏、补养气血，以此来缓解这些不适，从而达到祛病强身和保持健康的目的。

中医对慢性病疗效显著，但对一些急性病在临床上也有神奇的疗效。2000 年 9 月中旬一位王姓住院病人，62 岁，因 2 型糖尿病、冠心病住院。大查房时病人心绞痛发作，胸骨后剧烈闷痛两个多小时，并且向两肩放射，血压 160/90mmHg。病人表情非常痛苦，体型肥胖，舌质淡胖有齿痕，苔白，脉沉滑，服速效救心丸、硝酸甘油都不能缓解。看着病人痛苦的样子，我即针刺内关、鸠尾、至阳，针刺入穴位后，我行完手法，病人叙述针感自胸部传导，当时胸部疼痛就逐渐缓解了。在几分钟之内针灸就将心绞痛控制住了，在场的同仁十分震撼。在治疗心绞痛方面针灸确实比硝酸甘油见效快，临床上已得到证实。邓小平同志曾经说过"发展才是硬道理"，对中医来讲，有疗效就是硬道理。中医是有实效，理论来自于临床实践，而临床实践的检测在于疗效，很多疑难杂症，很多棘手的疾病，采用中医方法治疗，都可以化解，在临床上我们屡试不爽。

2002 年，有一次我在医院上总值班岗，有位患者胆绞痛突然发作，病人痛得直打滚，值班的西医大夫立即给患者开了西药，让护士到药房取药。恰巧药房值班人员又去吃饭了。看到患者痛苦不堪的样子，我就主动请求值班医生，让我用针灸试试，在取得值班医生同意的情况下，我立即给患者实施了针灸治疗，迅速缓解了患者的痛苦，结果护士取回来的药也派不上用场了。针灸疗效使我不禁感叹祖先留给我们的中医针灸疗法太神奇了。

2002年以前，我治疗的疑难杂症有进行性肌营养不良、肌萎缩侧索硬化、口眼干燥综合征等，通过中医辨证施治和中西医结合方法治疗，均获得满意疗效。

"有疗效才是硬道理""英雄不问出处"。中医之所以有别于西医，就在于它有几千年在临床实践中总结提炼出来的独特理论和与之相应的诊疗技术。尤其是对天然药物复方的应用，早已到了"出神入化"的地步。只要有其证，就能辨其证，施其治，而用其药，这就是中医药的神奇之处，但这又不叫神。中医就是这样，辨证准确，用药得当，疗效肯定就好。中医药是我国医药卫生领域不可分割的精华，而且还被世界卫生组织（WHO）郑重地向全世界进行推荐。

我的一位老同事是国家中医药管理局的干部，他深有感触地对我说：2003年非典暴发期间，西医束手无策，中医却有了一次大显身手的机会。"非典"期间，中医充分发挥了中医辨证施治的优势，在中医理论的指导下，准确分析病因，采取相应的治疗措施。当时许多患者高热不退，中医采用蒿芩清胆汤和三仁汤，以清热化湿，透邪外出。同时根据不同患者出现的新的病理变化及时进行新的辨证。治疗中期发现部分患者具有疲惫、面色㿠白的症状，经进一步辨证认为这是邪伏膜原，应从透达膜原之邪入手，并用升降散合达原饮（川朴、槟榔、黄芩、草果、知母、茯苓、甘草），虽然是简简单单几味药，却有使邪气溃散、速离膜原的作用，临床效果奇特，"非典"期间缩短了患者的退热时间和住院时间。中医中药在抗击非典的战斗中取得了骄人的成绩，因此由WTO和国家中医药管理局主办的中医、中西医结合SARS国际研讨会认为，中医是全球医疗体系中一种非常有价值的研究领域。中医整合融入中国医疗体系的做法，可以作为世界其他国家效仿的样板。中医药不仅为中华民族的繁衍做出了伟大的贡献，也为世界文明的进步产生了深远的影响。对这一宝贵财富，一定要倍加珍惜，努力将其发扬光大。

2005年，我应邀为一位韩国病人用方氏头针治疗面部神经麻痹，经五次扎针，韩国人的面部神经麻痹医治成功，他非常感激，并说："韩国的中医发展十分蓬勃，对中国的针灸研究非常深入，若干年后，你们中国人学针灸技术，要到我们韩国来。"听到这句话，我感慨万千，国际社会对中医的关注和认同，更加体现了中医药的博大精深，我们肩上的使命任重而道远。随着方氏头针传人方本正、周达君相继出走国外，该技术的发展不可避免走向平台区。2011年广州亚运会，韩国围棋队的队员顶着头皮针出现在赛场上，最终赢得金牌，这个现象震惊了各国棋迷，显然，这证明了中国发明的头皮针技术，在外国的深远影响。

2004年8月9日，某县医院成副书记介绍来一位因脑梗死引起失语的患者王女士，系蓝田华胥镇人，脑梗死失语半个月，在西安某医院治疗无效，来我院就诊。我院专家门诊的赵院长为患者开了住院证，准备让其住院治疗，因为患者和成书记是乡党，成书记便将病人领来让我诊治。经过CT和诊脉检查，根据临床经验，我对成书记说："这病能治好。"说话间，顺手在病人头上和颈部扎了几针方氏头皮针。没有几分钟，病人就能说话了，几根针，几分钟，就治好了患者的失语。病人和家属感动得热泪盈眶。从事头皮针技术的实践与研究40多年来，我深深为这门技术的疗效与发展前景所折服。

四十多年的中医临床实践，从认识到实践，再从实践到认识，沧桑岁月的锤炼，使我变成了一位真正的"铁杆中医"！

长期的临床实践，使我养成了手不释卷的学习习惯。以《黄帝内经》《伤寒论》《金匮要略》《神农本草经》为研究重点，汲取各家之长，在遣方用药方面善用经方，又不受经方药味的拘束，往往经方时方并用，不失配伍准绳，临床治病有常有度，一般是治常易，治变难，其善治常者，亦善治其变。我所诊治的病人变证较多，多为疑难杂症，我总是细心观察，周密思考，务求至细，处变不惊，迎难而进，形成了独特的医疗风格。

2005年酷暑，陕西省书画协会祁健民主席找我诊病，其患痛风已十余年，时时频发，接诊时口干、口苦，烦躁不安，左下肢弥漫性肿胀，小便赤，舌红苔黄，脉弦数。证属风湿热痹。当时膝关节红、肿、热、痛，膝围55公分。当时在方氏头皮针感觉区下1/3进针，针刺配以伏象下肢行针刺手法，针刺半小时后，患者左下肢肿消痛止，膝围缩小为32公分，满屋人皆惊奇。后以白虎加桂枝汤加减治疗，服药30剂，针刺20次获愈。临床医疗几十载，我相信世上没有不可解释的神秘之物，只有等待解释的未解之谜。强调用传统中医的理念认识问题，用现代医学的知识去分析问题。

实践是检验真理的唯一标准，临床效果是硬道理，在神奇的临床效果面前，更感到了中医之伟大。伟大领袖毛主席说过：中医学是一个伟大的宝库，应当努力发掘，加以提高。

以"仁慈至善"之心为精神内涵，孜孜不倦地追求中医事业的神圣与高尚，以仁爱尊重生命，善待患者，是我终生的奋斗目标。路漫漫其修远兮，吾将上下而求索。医，仁术也，仁人君子必笃于情，笃于情则视人犹己，问其所苦，自无不到之处，只有"心存仁义之心"的仁爱之人，才能将医学真正变成济世活人的"仁术"。几十年来，虽历尽人间沧桑，岐黄路上，兼收并蓄，力求广取各家之长，但又不墨守成规，对于许多现代医学尚感棘手的疑难病症，根据疾病发生发展的规律，不断摸索，不断总结，终于有所收获，有所突破。在理论上按照整体观念，辨证论治的原则，受益于前贤的指导理论，根据临床经验，终于实现了自己梦寐以求的理想。但深感内疚的是，由于中医对疾病个体化和动态化大于对规律性的认识，从而使中医和针灸的有效科学成分不能被有效提炼，临床所触及的客观规律不能被真正认识，使诊治方法不能宏观标准化。医学是神圣的，学医的道路又是艰辛的，当医生更需要终身学习，不仅要学习浩如烟海的中医典籍，还要跟上日新月异的现代科技发展。前面的道路任重而道远，今后我将进一步运用现代科学方法来完善自己的临床经验，为有效提高中华民族的中医药诊疗水平，奋斗终生，为人民的健康事业，贡献出自己的绵薄之力。

第二章

医路索迹——验案集锦

长黄褐斑的脸变白了

王女士今年 32 岁，是某电视台的专业播音员；她俊俏漂亮，白皙的脸蛋上，一双美丽的眸子如清泉一般。每每打开电视台的新闻节目，看到清新亮丽的她，无不使人耳目一新，神清气爽，一天的疲劳顿感全消。但近半年来她突然不见了，新闻播报换了人，这让人感到些许意外！

春末夏初的一天早晨，我正在给一位患者看病，王女士和她的爱人突然出现在我的诊室，看到她，我大吃一惊！呆滞的双眼，灰黄的皮肤，面部布满斑点，整个人看起来活像个"黑包公"。这还是我印象中那个年轻美丽的她么？我简直不敢相信自己的眼睛！此时的她看起来要比实际年龄大十几岁！

我连忙招呼王女士坐下，听她声泪俱下地向我述说她的病史："我是电视台的播音员，基于职业原因，每天必须把自己打扮得漂亮得体，每日三次洗脸化妆，爱岗敬业的我乐此不疲，从不厌烦。因为工作的需要，任何高档化妆品我也舍得买，市面上新潮的高档次的美容霜、美白、防晒、隔离霜、柔肤水等护肤品我全使用过。但在 2003 年的冬天，我的左面颊部长出了一小块紫色斑块，瘙痒剧烈，立即去西安市某医院皮肤科诊治，医生说是湿疹，给我开了在面部搽的一种软膏，我搽了一段时间，不见好转，再去另一家医院皮肤科还是诊断为湿疹，开了些糖皮质激素霜剂和医院自配的药膏，用了一段时间这一小块湿疹仍然时好时坏。到了 2004 年秋天，我又去找了一位自称专治皮肤病、性病的老郎中，他说我体内有毒，要排毒，给我服用他调制的秘方，用了几个月药之后，结果脸肿得像皮球，双眼边肿得血红血红的，到医院急诊输液才消了肿。就这样我的脸被彻底毁了，从一小块湿疹开始治疗，治到脸上到处都长满黄褐斑，而且痒得厉害。痛不欲生的我在 2004 年底又去了某知名医院，皮肤科的医生为我做了斑贴试验，认为我对硫氢基、甲醛、芳香混合物、黑橡胶混合物等几种物质过敏，重新诊断为变应性皮炎，又开始了大量的中西药口服和外用。几个月过去了，我的脸不但没有好转，还间断性地觉得头晕、口干、烦躁、胸闷，有时整夜整夜失眠。郑医生，这张脸把我快逼疯了，听人都说您这里能治好这种病，我是抱着天大的希望来寻您给我治疗，要不然我可怎么活呀……"

医者父母心，看到面前这位悲痛欲绝的患者，我非常同情。于是就亲切地安慰她，让她把所有的化妆品都不要再用了，再把所有的中西药都停掉。我说："本来皮肤就发生变态反应了，中西药用太多，肝肾功能受损，脏腑功能失调，经络气血紊乱，气血升降失常，代谢产物上哪里排泄呢？我给你拟定一套对身体无任何副作用的纯物理疗法用针灸、头针治疗，先扎几次，若有效，就接着治，无效也不会有副作用。"她轻轻地点了点头，眼里含着泪水，满怀希望地看着我。

这真是一张久经折磨的脸，暗黄发黑，双腮部青黑，两颊布满黄褐斑，斑上有几个凸起的小包块，按之不变色，痒甚。舌质暗红，苔薄，舌底有瘀斑，脉沉涩。证系气滞血瘀，皮肤经脉气血阻滞。我考虑，拟先行气活血化瘀，通经活络。2005 年 3 月 2 日首次治疗，取至阴、少泽、少冲穴，用三棱针迅速点刺，然后挤压出血，以活血化瘀，理气调整内分泌，针刺双足三里、太阳、尺泽、合谷，以调整脏腑功能，增强免疫力，耳针面颊部，每日一次，10 次治疗结束后，王女士的脸色开始泛起了红色。第二疗程，减少泽、至阴、少冲，艾灸气海穴，以培元固本，补气活血，两个疗程结束后，王女士的皮肤变白、变嫩了，凸起的红肿包块消失了，不再痒了；第三疗程我针刺足三里、三阴交，艾灸神阙、气海以通经活络，疏风排毒。三个疗程结束后，王女士双腮部的褐斑一天天变淡了，面部出现了光泽，拨云见了青天，甜甜的笑容出现了……她头不晕了，吃饭香了，睡觉好了，俏丽的面容像一朵初绽放的百合花白里透红。大病初愈，她的面色比过去更俊美了：秀发如瀑，笑靥如桃；亭亭玉立，粲若天仙。

三个月后，王女士俏丽、清新的面孔又出现在新闻播报节目里。

中草药竟让她摆脱鱼鳞癣的折磨

刘玲上大学时被大家称为"玉美人"，因为她天生皮肤光滑白皙，细腻粉嫩。她年轻活泼，喜欢唱歌跳舞，在大学里是文艺骨干。因为人长得漂亮，又有才气，无疑成为了学校的校花，成为许多男生倾慕的理想型女生，求爱信像雪花一样纷纷飞来……

正当刘玲沉醉在被追求的幸福之中时，她忽然得了一种奇怪的病：前胸后背和四肢都被鳞屑围成一团，皮肤干燥脱屑，更糟糕的是这种病使人浑身奇痒钻心，痛苦难忍，刘玲经常整夜抓痒，整夜睡不着觉，夏天连短袖上衣和裙子都不敢穿。"校花得了怪病"的消息不胫而走，刘玲成了整个大学议论的焦点人物，那些平日里对她献殷勤的男生们都开始远远地避着她，她由一个被众星捧月高高在上的白雪公主一下子变成了人人嫌弃讨厌的丑小鸭！大学毕业后，她参加工作进入建行营业部，本想着凭借自己的才干努力工作，好好珍惜这份来之不易的事业；可是没到半年，大家都知道她得了这种怪病，同事们都不愿意和她交往，年轻同志还经常给她白眼看，刘玲一赌气，辞职回了家。没了工作，没了经济来源，生活一度陷入困境。为了不再遭受别人的讥笑和白眼，刘玲暗下决心：一定要找到好医生，看好自己的病！于是她四处打听，四处求医，为了看病，几乎花光了家里的积蓄，借遍了亲戚朋友的钱，可是病症总是反反复复不见好转。在鱼鳞癣折磨得她实在烦恼时，便自游华山散心。谁料碰到一位游医，说能治好她的病，配了一种药水，能包治各种皮癣。她绝处逢生，便倾囊凑了1500元钱买了一个月的药带回家。起初效果还可以，但是半个月不到，她涂药的部位，包括脸上、手上就开始破溃、流脓，红肿疼痛，实在没办法，又从同学处借了些钱到省医院治疗，但听到的都是些和以往相同的话："这种病现在还没有很好的方法治疗。"她痛苦极了，觉得自己这种病没有康复的可能了，几次想到了自杀，讨厌的皮癣险些要了她的命！悲痛的不光是她自己，还有她的家人。

2003年8月，在刘玲近乎绝望的情况下，她的爱人多方找人打听，找到了我，请求用中医治疗。看到一个简单而普通的皮肤病被失治、误治，将病人残害到如此程度，我伤心透了。看到折磨着背部、肘部、腹部及膝关节上下到处都是鱼鳞样的患者，我的心也被深深地刺痛了：多么可怜的人儿！我为患者做检查，发现其脱落的表皮血肉模糊，有的地方叠起绿豆大小的水疱；自述痒痛交加，难以忍受。把其脉滑，观其舌苔黄腻，证属湿热蕴结，血虚风燥。治以清热除湿，祛风杀虫，用我舅父秘传治法：苦参浸剂外擦。处方：苦参30g，苍术30g，海桐皮30g，苦楝子30g，银花30g，地肤子30g，川椒20g，土槿皮60g，百部60g，土茯苓60g，马齿苋60g，皂角刺60g，秦皮60g，以75%酒精1500mL，将上药放入大口玻璃瓶内搅匀封口，置阴凉处10天即可使用。治疗时将患处洗净，把棉球用药液蘸湿，每天涂患处3次。

内服方：活血祛湿汤：当归25g，川芎15g，红花10g，羌活25g，独活15g，木通15g，荆芥15g，防风30g，麻黄10g，苍术25g，胡麻仁15g，白鲜皮15g，甘草15g，每日一剂，早晚空腹口服。

经过近两个疗程（治疗10天为1个疗程）的治疗其症状大为减轻，破溃、红肿、流脓的部位开始结痂，浑身奇痒症状明显减轻，用药液涂抹一个月后，损害皮肤的鳞屑开始变薄，像鱼鳞一样的鳞屑一层层脱落，有的地方露出红活的皮肤。前后共治疗了3个多月时间，鱼鳞癣完全消失，她容光焕发，又回到了建行的营业窗口。每当我去建行办事，看到营业窗口里那张如雨后芙蓉的脸所焕发出的青春笑容时，我深深地陶醉了。

【病案分析】 本病因状如鱼鳞，奇痒脱屑，故名鱼鳞癣。其病因多属风、湿、热三邪蕴阻肌肤，营血不足，血虚生风生燥，皮肤失养，初发时局部瘙痒，皮肤迅速苔藓化。典型损害为多数如米粒至高粱米大，淡黄色或黄褐色、白色一致的圆形和多角形坚硬有光泽的扁平丘疹，密致成片，表面有少量鳞屑，伴有抓痕、血痂。皮损中央最显著，边界不清，久之皮肤浸润肥厚。好发部位主要为颈部、项部、背部、额部，其次是肘窝、腘窝、骶尾。时轻时重，一般夏季重冬季轻，有阵发性奇痒。组织病理显示，表面过度角化，肌层增厚，显示为一般慢性炎症性变化。患病后多缠绵难愈。笔者临床体会，治疗必须积极彻底，不能满足于皮损消退。而血虚、血热、燥热等体质得不到彻底纠正，愈后必复发。务需祛尽风邪使血虚血热燥热体质得到彻底纠正。以上内服方中以羌活、独活祛风除湿，宣邪祛滞。苦参、白鲜皮祛风除湿，杀虫解毒。苍术、防风、蝉蜕、荆芥祛风胜湿，麻黄宣肌腠之闭滞。当归、川芎、红花、木通养血活血和营。麻仁润血燥。临床应用，效果良好，且未见复发。

16岁少女的卵巢囊肿

2000年3月，还是初中学生的小王总觉得下腹胀痛，月经也不正常，妈妈以为孩子是劳累过度导致的，当时也没太在意。

又过了一段时间，小王还是感觉下腹胀痛，她非常害怕但又不敢告诉妈妈，就经常一个人躲在房间里悄悄地哭。有一次，小王上厕所，无意间妈妈发现女儿内裤上的白带增多，色黄，还有臭味，她这才意识到问题的严重性！星期六，妈妈带着小王来到县医院妇科，经 B 超检查小王卵巢囊肿 5cm×5.5cm×6.0cm，妇科医生建议手术切除一侧卵巢。妈妈被这突如其来的病吓坏了，她伤心地哭了：女儿才 16 岁，怎么会得这个病，以后的生活该怎么办呀？她拒绝了县医院妇科医生的治疗方案，带着女儿离开了。

之后妈妈带着小王去了西安好几家医院，但医生都告诉她必须切除一侧卵巢。保住卵巢的希望越来越渺茫，妈妈失望地带着女儿回到蓝田。她不甘心呀，在回蓝田的路途上，伤心的她忍不住悄悄落泪。这时车上的一位乘客看见了，出于好奇，就问她发生什么事了。小王的妈妈就把女儿的不幸告诉了这位乘客，这位乘客一听笑了："今天算你们走运，碰到我了。我给你们介绍一位医生，他绝对能治好你女儿的病！"小王的妈妈听了惊喜万分，她连忙向这位朋友询问大夫的地址。这位乘客对小王妈妈说先前她的女儿得了子宫肌瘤，几家医院都说要切除子宫，最后是蓝田县医院的郑医生用中药治疗好的。

4 月中旬，一个春暖花开，芳菲弥香的清晨，小王妈妈带着女儿来到了医院。待诊的人坐满了一屋子，等我把要看病的病人诊治完了，小王妈妈走上前来用哀求的语气对我说："郑医生，您一定要帮帮我们，我女儿得了卵巢囊肿，西安的那些医院都说要切除卵巢，可孩子才 16 岁啊，以后可咋办呀？求求您救救孩子，救救孩子吧！"看着这位可怜的母亲和她那可怜的女儿，我的心里也觉得酸楚楚的，就连忙好言安慰，并答应尽力给孩子治疗。

16 岁的少女小王，面容憔悴，言语低微，羸瘦，精神极差，脉细数；望其舌，舌体瘦薄，边有齿痕。检查右下腹疼痛拒按，可扪及一肿块，呈囊性，活动，有触痛，腹胀，小便色黄，证属"血癥"，经辨证论治宜破血消坚，理气行滞。我按照恩师指导的"大实有羸状"之理，采用先攻后补的方法，用加味化坚汤，以桃仁9g，杏仁9g，橘皮10g，丹皮10g，桂枝10g，大黄12g，水蛭10g，三棱10g，莪术10g，丹参15g，鳖甲20g，配制中药给其服下。

4月28日患者服药10剂后自述阴道下仍有小量污秽之物，气味奇臭，腹胀、腹痛减轻，精神转佳，也开始思食了。后我又稍做调整，以原方去丹皮加皂刺12g，王不留行10g，再服15剂。

5月18日，通过第三次诊治，小王的妈妈告诉我：孩子服药后阴道排出大量污秽之物，如败絮状。腹痛、腹胀现象完全消失，肿块也全消了。我微笑着给她把脉，诊其脉沉细，舌淡苔薄白。按照恩师教导的"善治癥瘕者，调其气破其血，衰其大半而止"之原理，采用了补气健脾，温经益胃法：以当归20g，吴茱萸12g，川芎12g，熟地12g，白芍10g，菟丝子15g，党参30g，丹皮12g，杜仲20g，黄芪40g，陈皮12g，白术30g，云苓12g，甘草10g，30剂，让患者用水煎服。

春风化暖，万象更新，小王的妈妈带着女儿来道谢；小王兴高采烈地自述一切正常，医院B超检查卵巢囊肿已经消失，过上了正常的生活。

2010年春节小王从师大毕业，已是初中教师的她携其恋人来家拜年，称其经2000年治疗后月经正常，身体健康，现已恋爱，拟"五一"节结婚，并请我当她的证婚人，我高兴地答应了。

【病例分析】 卵巢囊肿，属中医属肠覃、癥瘕范畴。我认为本病病因主要为脾失健运，水湿不化，湿聚成痰，痰湿与血瘀结为癥块。治疗原则应以活血化瘀，软坚散结，同时兼以健脾祛湿，逐水散结为主，临床上热象显著，口干便结者在原方基础加红藤20g，蒲公英、紫花地丁各15g，制大黄10g（后下），发热者加柴胡、黄芩各10g，口黏苔腻，脘闷纳呆湿邪偏盛加土茯苓30g，苍术、虎杖各20g，血瘀者加莪术、三棱各 10g，夹痰者加制南星 10g，海藻 15g，包块坚硬者加炮山甲、王不留行各 10g，水蛭 5g，炙蜈蚣 1 条，我用上面的方法治疗了 10 多例卵巢囊肿患者，临床效果显著，以为欣慰，故作赘述。

令人发怵的痛经

端庄秀丽的张女士年仅 34 岁，却已是市政府某部门的业务处长，她每天公务繁忙，应酬不断；爱人是银行部门经理，月薪上万，夫妻二人可谓生活优裕，事业有成。按说小张生活美满，应该没有什么大的烦恼，可是多年来的痛经却一直折磨得她生不如死。每至经期则如临大难，小腹剧烈疼痛，翻滚呻吟，不能自已；每次注射杜冷丁 100mg，尚不能止痛。

说来话长，此事还得从张女士 13 岁时说起：张女士老家在蓝田岭区，13 岁时她月经初潮，因为年龄小怕羞，月经来时也没有告诉大人，自己又不懂得回避生冷冰寒；时值酷暑炎夏，经期的第二天她饮了一瓢凉水，月经即止，自此肚脐下如手掌大一块常年发凉，感觉隐痛。一年后月经又来，但来时腹中冷痛，腰痛如锥刺，各方求治无效，而且随着年龄增长逐年加重，有时痛至休克，因此杜冷丁成了经期止痛的常用药。现结婚多年无子，西医诊断为"原发性痛经""子宫内膜异位"。

2009 年 5 月，张女士随其爱人来王顺山游玩，当时我也带家人来游王顺山，在爬山途中碰巧相识，在观景台闲谈中张女士得知我是一名医生，就和我说起了她的病。我很同情她，表示愿意给她治病，张女士非常高兴，第二天便来找我治疗。

观其面白如帛而毫无血色，舌色青紫；把脉沉弦有力，证属沉寒痼冷，老血瘀积，气滞血瘀，寒凝郁阻，遂以辛温香散之剂以理气解郁，止痛调经，共奏行气止痛，温经散寒，活血化瘀之效。

药方：制香附18g，当归12g，小茴香18g，元胡12g，蜈蚣2条（研末冲服），桃仁12g，黄酒100mL，水煎服五剂后，张女士月经来潮时疼痛基本消失，服上方加减治疗10剂后烦人的痛经奇迹般地消失了，几剂中草药使她如同获得了新生。

为表示感激之情，张女士和她的爱人又和我们重游了王顺山，感谢我让他们的生活重新掀开了崭新的一页。

难治的三叉神经痛痊愈了

林女士30多岁，是县农行的出纳员，平时工作比较忙碌而烦琐，三天两头还要加班；有时候因为收款出现差错，为几块钱查账要熬个通宵，特别是月终和年底工作忙时，头上就像扣了一顶大铁锅，重重的压得她眼前直冒金星，严重时连胳膊也痛得抬不起来。初期时，林女士并没在意，紧跟着出现两侧头部隐隐疼痛，脑子整日昏昏沉沉，老是丢三落四的，脾气也变得急躁起来，睡眠也没有以前好了。她这才引起重视，就到医院去治疗，医生说是劳累，吃些药就没事了。林女士也没多想，就按医生的医嘱口服了一些中药、西药，症状好像有所缓解，她便停了药。

年底到了，农行的工作开始繁忙起来，林女士头痛病又发作了。头痛从上午8时左右开始，痛处从右耳前发起到右眼眶，向右眉骨右上额放射，到上午10时左右，症状加重。林女士感觉后颈动脉血管波浪式的向头顶蠕动，继而出现剧烈呕吐，伴有右侧肩部疼痛，后颈部胀痛，头痛如针扎锥刺，痛得她抱头痛哭。

林女士为治头疼，吃遍了各大医院开出的几十种中西药物，但总是治不好，她为此情绪非常低落，每天都恐惧上午 8 ～ 11 时这段时间。

2009 年 7 月 19 日，林女士在母亲的陪伴下来到门诊部，带来的检查单和病历就有几大本。我翻看了她的病历，经颅多普勒显示为椎-基底动脉供血不足。颈椎四位片显示：颈椎病。军医大神经内科又诊断为：三叉神经痛。为其检查：患者面色苍白，畏寒肢冷，精神疲倦。就诊时适逢三叉神经痛又发作，她疼得面色苍白，浑身冒汗，我即刻为其实施针灸：取头针精神情感区和血管舒缩区、晕听区，常规消毒后以 25 度角沿骨膜快速进针后平刺一寸，强刺激，快速捻转，速度每分钟 100 ～ 200 次。

针刺太阳、攒竹、头维、颊车、地仓、承浆、合谷穴，均刺患侧。方法：常规消毒，用平刺透穴，快速进针，得气后用泻法，留针 30 分钟，进针后患者疼痛立即消失。再观患者舌苔红苔薄白，把脉弦而迟，按气血痹阻，风寒之邪留滞经络论治，用活血化瘀，祛风通络止痛法。

处方：钩藤 60g，葛根 60g，白芍 40g，川芎 18g，元胡 10g，秦艽 20g，独活 10g，威灵仙 15g，当归 12g，蜈蚣 2 条（去头尾），荆芥 10g，防风 10g，全蝎 10g，荜拨 12g，天麻 10g，细辛 5g，五剂，水煎服，每日一剂。

继续针灸：合谷、列缺、曲池、肩井、尺泽、太阳、攒竹、头维、颊车穴及血管舒缩区、精神情感区。

每日一次，五天为一疗程。治疗一次，服药一剂，三叉神经痛已于每天 8 ～ 11 时仅有小发作。

治疗两个疗程，患者头如刀割样疼痛基本消失，脖子和肩膀酸痛减轻，颈动脉蠕动感消失；患者心情舒畅，睡眠也得到改善。精神转佳，脉弦细，舌苔薄白。

继续进行第三疗程针刺：合谷、曲池、风池、尺泽、太阳、百会，头皮针刺血管舒缩区、精神情感区、足运感区；方剂：葛根40g，白芍20g，元胡10g，秦艽20g，独活10g，威灵仙15g，当归12g，蜈蚣2条（去头足），川芎20g，荆芥10g，防风10g，全蝎10g，天麻10g，细辛3g，嘱其服下。

治疗三个疗程后，林女士兴奋地对我说："我每天8～11时的头痛症状全部消失了，右肩已不酸胀了，颈部也没有冷汗了。现在精神可好了，每天早晨到电力广场去做健身操，晚上和丈夫去走路锻炼，我很庆幸又拥有了健康的身体。"

张老师得了僵人综合征

张老师，女，72岁，系蓝田县医院退休中医师；她为人热情，性格开朗，原本是位非常乐观的老人。但在2009年9月，因为家里发生了一件事情，对张老师打击很大，老人一时想不开，心生郁结，再加上操劳过度，导致她的双下肢忽然丧失知觉，出现麻木屈伸不利的现象；随之双脚也变得僵硬肿胀，竟然不能着地。家人急坏了，急忙送她到西安西京医院进行治疗，钱没少花，病却始终不见起效。无奈家人又送她去西安某医院治疗，该医院诊断为僵人综合征；张老师的爱人为解放军退休军医，全国著名中西医结合主任医师，先后用西药中药等多种方法为张老师治疗，均无明显改善，一家人商量后决定回蓝田慢慢进行休养治疗。2009年11月我去张老师的儿子办的医院中医科坐诊，张老师的家人将她带到我这里。看到家人愁容满面的样子，我温和地安慰他们并为病人进行诊治：患者全身肌肉僵硬，双脚肌腱挛缩、麻木，肌纤维张力性增强，双腿抬高吃力，需人搀扶；左腿明显较右腿粗，按之凹陷，感觉迟钝，僵直；病人自述伴有失眠、头晕现象，食纳欠佳。查其神志清楚，但精神很差，行动十分困难，双脚至夜麻木尤甚，脉弦细沉取则涩，舌淡苔白。经分析我认为此病是因生气和操劳过度，耗伤了气血，加之风邪乘虚入侵血脉而导致血痹，所以患者会出现麻木，僵硬现象，感觉迟钝。

分析张老师的病症，符合仲师血痹之论，我便投以黄芪桂枝五物汤加味，处方为：黄芪30g，桂枝9g，白芍12g，生姜12g，大枣6枚，桑枝30g，秦艽9g，当归12g，夜交藤15g，并按照"宜针引阳气"之论进行针灸治疗，取阳明经合谷透后溪穴。双侧阳陵泉、环跳、申脉、照海、昆仑、丘墟、血海，针刺用补法，方氏头皮针双侧足运感区。斜刺直达骨膜，留针30分钟，每日一次。

2009年12月18日初次为其针灸时，针感十分迟钝，经过10次治疗后麻木减轻，针感渐灵敏。后经服中药10剂，针灸14次后麻木已甚轻微，睡眠也逐渐好了起来。她的弟弟扶着她可以移步走动了，但双足仍感觉僵硬；脉沉细，舌淡苔白。病人家属非常高兴，看到他们满脸的希望，我也感到很欣慰，暗自下定决心尽自己所能治好病人！

针药已中病，我仍按上方加减：黄芪30g，桂枝9g，白芍12g，生姜12g，大枣6枚，桑枝30g，秦艽10g，当归12g，炒枣仁20g，姜黄9g，嘱患者用水煎服，每日一剂，早晚分服；继续针灸阳陵泉、申脉、照海、昆仑、丘墟、血海，头皮针双侧足运感区，每日一次，针刺用补法。

2009年12月30日，服药12剂，兼用针灸治疗，病人失眠痊愈，双腿已无明显麻木感，全身肌肉僵硬现象也已消失；右腿不再水肿，在其弟稍加搀扶下，张老师可以在平地上行走一华里了。她的弟弟高兴地告诉我，病人食欲较之前也有所增加了。我观其脉细略弦，舌淡苔薄，综合前面的方法加入了调气活血的桃仁10g，红花10g，川芎

12g，土鳖虫 3g，泽兰 10g，共 10 剂，让其继续用水煎服，再行之以头皮针，双侧足运感区。

2010 年元月 20 日，经过我精心治疗，患者服用了 30 剂上述中药，配以方氏头皮针灸治疗 3 个疗程后，可以完全在平地上独自行走约 2 华里了；针对其双脚仍有的僵硬迟钝，步态不稳的症状，我又采用前面的针灸方案，调配以透骨草 15g，伸筋草 15g，桃仁 10g，红花 10g，白芷 15g，乳香 10g，没药 10g，苏木 15g，姜黄 15g，灵仙 15g，让其水煎洗双脚；半个月后，张老师行走健步如常，肢体麻木迟钝已全部消除；我再叮嘱她注意平时的饮食调补及劳逸适度，调畅情志。几个月后张老师的病已痊愈，一年后再来随访，老人家恢复了往日的快乐生活。

针灸、中药治好了夜游症

在药厂上班的小王，单位没有宿舍，自己就在北关租了一间民房，每天晚上上夜班，都要穿过一条没有路灯的小胡同。走在那条偏僻狭窄的胡同里，两旁的梧桐树暗影森森，好像树后藏着什么可怕的东西似的让人心惊胆战；那些冰冷无情的石狮子在夜色的衬托下更是显得狰狞可怕。瘦小单薄的小王每每看到这一切时，就不禁毛骨悚然，浑身发抖。久而久之，就生出了一种心慌气短，烦躁不安之症，长达半年有余，而且随着时间的推移，这些症状逐渐加重。近几月来小王更是沉默寡言，神志恍惚；有时在睡梦中忽然起床，自己穿好衣服，开门外出，无目的的乱游。在漆黑的夜晚，自己知道怎样避开面前的障碍物，而且能知道跨沟、避坑，这就是典型的夜游症。

自从小王得了夜游症后，每每遇事就容易出现惊慌，神不守舍，心神不宁等现象，父母急得团团转。他们带小王四处寻医，省、市、县跑了很多医院都无任何效果。后来他们又把小王送至西安精神病院，住院三个月症状仍无明显缓解；时间一长，小王由于心神失养，病情反而加重了。

忧心忡忡的父母不知道该怎么办，面对着失神的儿子，两位老人痛苦不堪；为了给儿子看病，他们几乎花光了家里所有的积蓄！

就在这一家人陷入困境的时候，有人建议他们带小王到我这里来看病，小王的父亲听了喜出望外，他立刻带着儿子来门诊找我。我详细地询问了患者的病因，初步判断是因为精神刺激和思想负担重引起的。细查患者表情淡漠，语无伦次而且坐立不宁，答非所问。诊其脉沉细微而孱弱，舌红苔白厚，我分析此病属惊恐伤神。惊则气乱，心主神明，心神无主，病人心气、心血亏耗，心神失养，宜益气养心，安神定志。随开方药：黄芪 30g，天冬 12g，五味子 20g，菖蒲 10g，远志 10g，炒枣仁 30g，当归 12g，生地 12g，云苓 12g，竹茹 10g，琥珀 10g（冲服），牡蛎 20g，朱砂 0.1g，水煎服，一日一剂。

鉴于患者的特殊性，我同时采取针刺百会、神门以升阳益气，镇静安神，醒脑开窍；针刺心俞、神阙穴调气血，通心络。

1976 年 9 月 26 日，服上药 8 剂，针灸一疗程后，患者神志恍惚、气短、坐卧不宁现象明显减轻；睡觉较安宁，回答切题，有时仍心悸、心烦、头昏、疲倦，观其脉细弦，舌淡红、苔白略厚。我按原方加天麻 12g，半夏 10g，连服 15 剂，每日一次。

1976 年 10 月 15 日，服上药 10 剂，针灸 2 疗程后，患者诸证悉减，睡觉较安宁，不再起来夜游，思路清晰，但有时仍心悸，而脉仍沉细，舌呈现淡红。我便以益气养阴固护心神，清热化痰开心窍为治。

处方：炒枣仁 20g，生地 12g，丹皮 10g，云苓 12g，党参 12g，龙骨 15g，远志 12g，菖蒲 20g，竹茹 10g，甘草 10g。连服 15 剂，针灸

2疗程后小王的病已痊愈，随访三年未见复发。

【病案分析】 夜游症也就是我们平常说的梦游症，表现症状形形色色，变化多端，患者每在入睡后便不自觉起身夜游，可历险登高，亦可下地干活。第二天询问，多回忆不起来，症状轻者只有困倦乏力，重者多有神情恍惚，遇事惊慌，但主要原因是因为中枢神经发生病变而形成的精神障碍。所以治疗的方法也是着眼于调节中枢神经的基本活动，使兴奋与抑制互相协调。通过药物和针灸调节，达到恢复神经系统正常活动机能的作用。本例患者属夜游症重症，因惊伤神，心神无主，心气、心血亏耗，以针灸、中药安神定志，益气养心，醒脑开窍，调气血通心络而取得满意疗效。

患癫痫的儿童上学了

张某是个活泼可爱的小男孩，3岁，住县委机关家属院内。1978年3月15日，其家人带来门诊。初诊为：发作性浑身抽搐，双目上视，头摇不停。据孩子的祖母讲，张某摇头现象已有2年，加重时连续一月；孩子在一岁时，曾患有高热抽风，经治疗后热退，之后就出现了阵发性咬牙、摇头、目上视，手足抽搐等现象，而且每次发作1～2分钟，开始一月发作一次，以后慢慢增多，家人为此很苦恼。随着孩子年龄的慢慢增长，症状越来越重；最近每日发作1～2次，发作时间有所延长，除了上述症状外，还伴有口眼抽动，口流涎沫，饮食减少，痴呆，时而哭闹不止现象。1岁时，经市儿童医院脑电图检查：脑电图异常改变，诊断为癫痫。曾用西药治疗（用药不详），用药初期，还有点效果，但半年后效果却不明显了。同时家人发现患儿表现更加呆滞，和其他孩子玩耍时动作表现非常粗暴。

听了家人的描述后，对他再一次做了详细的检查：患儿精神极差、消瘦，表情呆滞，面色萎黄，动作木讷，眼睛无神，加之检查时癫痫病又发作，孩子咬牙摇头，口眼抽动，口角流涎，头向一侧倾斜，双拳紧握，双臂抽动，双足乱蹬，时长约十分钟。

遂提取了患儿的大小便，经检查皆正常；指纹呈青色，舌淡红苔白。问及孩子的详尽情况，知道他一直由祖母喂养。无外伤史，其家庭也从来没有癫痫病史。我认为张某曾在1岁时患有高热，后因治疗不当而损伤正气，风痰内生，流窜经络，酿成此祸，进而误治为癫痫。

于是我采用祛风化痰定痫的方法为其治疗。处方为：陈皮8g、半夏5g、制南星3g、云苓5g、全蝎3g、僵蚕8g、白术10g、钩藤8g、焦三仙各6g，5剂，水煎服，一日一剂。

同时采用穴位埋线：取穴：神庭、百会、本神、头临泣、前顶、后顶、通天、癫痫区（晕听区平行上1cm）。

具体操作方法：将所选腧穴周围头皮上的毛发剪掉，局部常规消毒，用2%盐酸普鲁卡因2mL和硫酸庆大霉素8万做局部浸润麻醉。然后每穴取0号医用羊肠线1.5～2cm，用自己改制的12号腰穿针将线埋入皮下，拔针后用2%碘酒消毒，用胶布固定2～3天，每月治疗一次，3次为一疗程。

3月25日复诊：上药每日一剂，首次穴位埋线以后，痫证发作已减为隔日或三日发作一次，发作时症状较前减轻，神情呆滞较前明显减轻，精神稍佳，指纹细、色青，舌淡红苔白。

处方：钩藤6g、橘红8g、半夏5g、制南星3g、茯苓12g、全蝎5g、僵蚕5g、白术6g、焦三仙各6g、蝉蜕3g，嘱其服5剂，水煎服，一日一剂。

4月2日，第三次诊疗：癫痫隔半月发作一次；神情较以前活泼，面色已红润，已能和同伴在一起正常玩耍；但指纹发青，舌红苔白薄，以养阴祛风、化痰定痫之法继续为其治疗。

处方：当归6g，五味子6g，首乌8g，蝉蜕3g，僵虫6g，制南星3g，蜈蚣2g，全虫3g，赤芍3g，半夏5g，牡蛎5g，10剂，水煎服，一日一剂。

5月6日四诊：孩子痫证发作转为一月1次，精神食欲正常，面色红润；指纹红略紫，舌苔仍白薄。

处方：当归6g，首乌8g，蝉蜕3g，僵蚕6g，制南星3g，蜈蚣3g，全虫3g，赤芍3g，半夏5g，白术6g，10剂。水煎服，一日一剂。

5月26日五诊：经过2次穴位埋线后，患儿痫证再未发作。精神健旺，面部红润；指纹红，舌苔白薄，证属风痰内生，流窜经络。

处方：橘红20g，云苓150g，朱砂6g，生龙牡各30g，制首乌120g，白术100g，建曲30g，上药共为细末，蜜制为丸，嘱其家人每次为其用温水冲服1g，一日三次。随后每月为患儿进行一次穴位埋线，共5次后，他的癫痫再也未见发作。

1988年7月，该患儿患急性肠炎，其母带来治疗时，再次和我说起孩子的癫痫病时，他的母亲高兴地告诉我：孩子的癫痫病至今已9年再未发作，如今已读初中一年级，看到他形体健壮，谈吐自如，一派书生意气，性情活泼开朗，学习成绩也很优秀。听了他母亲的叙述，看到他们脸上洋溢的幸福，我忽然觉得眼里湿润润的。作为一名医生，能为患者和他的家人带来福音，这是我们的职责，也是我们的荣耀！

【病案分析】 张某的个例给了我很大的鼓舞和启示，想到能为更多的癫痫患者祛除病痛，让更多的人认识并了解癫痫病的病理和治疗方法，我根据自己多年的临床经验，总结如下：

痫证又名"癫痫"或"羊痫风"，是一种发作性的神志异常疾病。发作时突然仆倒，口吐涎沫，两目上视，四肢抽搐，或口中作猪羊叫声为特征。病因多因七情失调，饮食不节，先天因素，脑部外伤等致使脏腑失调，痰浊阻滞，气机逆乱，风阳内动而成。

附：癫痫分型

癫痫发作根据其表现可分为大发作、小发作、局限性发作和精神运动性发作等几种：

（一）大发作

1. 先兆期　部分病人可有胸腹部气逆上冲、眩晕、心悸、无名恐惧及各种幻觉等。

2. 抽搐期　先兆症状几秒钟后病人突然神志丧失，尖声惊叫，跌仆于地，全身肌肉强直性收缩，口吐白沫，持续 1 ～ 3 分钟，进入昏迷和昏睡状态。

（二）小发作

以 5 ～ 10 岁病者为多。发作时仅表现为短暂的意识丧失，既不跌倒，也无抽搐。患者往往突然停止原来的活动，中断谈话，面色苍白，双目凝视无神，手中持物跌落而感觉不到。一般持续 6 ～ 20 秒。

（三）局限性发作

1. 局限型　常见于一侧肢体远端，或口角部肌肉的阵发性抽搐，发作时意识并未丧失。

2. 运动型　常感一侧肢体或面部突然发麻，感觉缺失。

（四）精神运动性发作

主要表现为发作性意识障碍，自动状态，可伴有错觉、幻觉或遗忘等现象，各类发作既可单独出现，也可不同组合地出现于同一个病人身上，还可能开始表现为一种类型的发作，以后转为另一类型。

穴位埋线疗法和头针疗法治疗

穴位埋线疗法和头针疗法治疗癫痫疗效很好，大部分患者经穴位埋线和头针疗法后，病情可得到满意控制。常用穴位：额叶脑电图异常常用穴位：神庭、百会、头临泣、本神、头维。顶叶异常：百会、前顶。颞叶异常取对侧角孙、承灵、天冲。枕叶异常针刺风府、脑户、强间、玉枕，脑空。每次针刺时必用癫痫区（晕听穴上 0.5cm）。

多年癫痫患儿成了英俊小伙

王继武系武功县一个小男孩，3 岁时发高热，连续抽搐后得了癫痫。现在已经 10 岁了，面黄肌瘦，身材瘦小，比同龄儿童矮一头。别人家的孩子都上了小学三年级了，小继武却整日蓬头垢面，满身污垢地和比他小三四岁的娃娃耍泥巴。他爸爸也曾送他上过学，但入学后考试每门课都不及格。无奈父母只得带着孩子到处求医治病，他们先后在当地县医院和西安市的很多医院住院接受治疗，但孩子的癫痫病仍然发作频繁，毫无效果。小继武发病时常伴有口吐白沫，颜面苍白，双目上翻，时常出现四肢抽搐的症状；每次发作 10 分钟后，意识转清，发作次数不一，少则一年 3 次，多则 1～2 个月 1 次，常因疲劳和情绪等因素影响而发病，常年服用癫痫丸、苯妥英钠等药。其母带来就诊时，意识清楚，检查合作，行步正常，神经系统检查未见异常。省医院脑电图检查为边缘状态。检查：患儿神志清楚，体质虚弱，消瘦乏力，食纳较差，舌质淡红，苔薄白，六脉沉细无力。西医诊断为癫痫。中医辨证为气阴两虚，痰浊内阻。

针灸治疗：百会、内关、丰隆及头皮针穴位、双侧晕听区，以复式补泻手法（烧山火，透天凉），每日针灸一次，每个疗程 7 天，疗程中间休息 2 天，经 3 个月的治疗后，已停止服药，改穴位埋线疗法，治疗 2 个月，未见癫痫发作而停针。一年后随访，患儿一切正常，癫痫再未发作，已经开始上学，智力正常，学习成绩优秀。

去年继武从宝鸡文理学院毕业，他已经长成一个英俊帅气的大小伙子了。不久前，还结婚了，新娘子是一位文静秀丽的女孩子，我和老伴作为特邀嘉宾参加了他的婚宴。

附：

用针灸和头针采用徐疾补泻法和穴位埋线疗法，治疗癫痫患者30多例，这些绝大多数是经过各种抗癫痫药物治疗而效果不满意的患者，根据中医临床辨证分型，选取不同的治疗部位。大发作型，针刺头皮针运动区、四神聪和舞蹈震颤控制区；小发作型，针刺晕听区、胸腔区；精神运动性发作型，针刺晕听区、内关。一般患者经3个月的治疗后，癫痫发作明显减轻，患者烦躁不安，睡眠不佳，智力低下，记忆力减退等症状明显改善，治疗前后脑电图对比明显好转。

头皮针治好了铁路工人的脑干病变

1979年10月我应邀去西安铁路中心医院头皮针学习班讲课，传授头皮针疗法，学习班开课的前半月主要是讲理论课。10月20日上午11时我刚讲完基础课，学习班负责人李汉中邀我去神经内科会诊。神经内科20床住着一位郑铁局的巡道工，于1979年秋季抢修铁路滑坡时从3米高的路基上摔下，当时感觉背部酸痛，颈部强硬不适，头痛眩晕，呕吐，昏倒在工地，次日说话不能发音，胸部憋闷，进食反呛，右下肢全瘫，急送西安铁路医院治疗；住院时右下肢全瘫，呼吸困难，住院后即进行气管切开吸氧，因进食发呛即插胃管注入流食。

西铁医院的诊治：脑干病变，当时医院给予硫酸士的宁、维生素B_{12}以及抗生素等药物治疗。

　　我为患者检查：神志清，检查合作，发音声嘶，吐字不清；双侧瞳孔不对称，咽反射右侧消失，左侧迟钝，左＞右，悬雍垂偏左，张口困难，小于4cm；右上下肢弛缓性瘫，肌力"0"级，左上下肢肌力3～4级，肌张力差，腱反射低，巴彬斯基征（++），脉弦滑；舌体胖大有齿痕，舌苔黄腻。证属中风（中脏腑）。患者体胖，素有痰湿加之外伤，阳亢于上，阴虚于下，肝风夹痰上扰，蒙闭心窍，症见经脉闭阻，气血不通，言语謇塞，肢体不遂。

　　经四诊辨证以祛风化痰，醒脑开窍补肾，活血化瘀为治疗原则用补气养阴法。因进食发呛，治疗时保留胃管输入中药。

　　处方：天竹黄18g，天冬12g，天麻12g，钩藤18g，菖蒲12g，山萸肉30g，骨碎补20g，黄芪90g，红花12g，桃仁12g，赤芍12g，川芎18g，地龙12g，甘草12g，一日一剂，水煎服。

　　同时运用头皮针治疗，取头皮针运动区、视区、头部、舌咽区，斜刺进针，进针后大幅度捻转，每日一次，治疗第3次后，患者喝水发呛情况大致消失；头针治疗第5次后，拔除胃管，患者可以喝200mL藕粉；治疗第8次后患者可以吃半块香蕉，2两小米粥；治疗半月后，患者吃饭及说话均恢复正常，右侧肢体活动较前有力，右侧上下肢肌力基本正常。

　　当时和我一起参加会诊的神经内科主管医生感慨万分，他对李汉中说："祖国医学真是博大精深啊，有道是'山高人为峰'，这么复杂的病症用中药和针灸很快有了效果，我们应该大力继承和发扬祖国医学的伟大遗产。"

10年的帕金森综合征患者生活可以自理了

建设银行行长王某的父亲忽然得了帕金森综合征，他左手发抖、剧烈震颤，因为老人今年86岁，年事已高，不影响正常生理功能，所以家人未重视治疗。一段时间后病人出现写字歪扭，走路困难的症状，一家人这才慌了神，急送县医院接受治疗。医院诊断为帕金森综合征，服用一段时间西药后，患者的头和双手依然出现颤抖，双腿变硬，走路时跌跌，生活随意性很差，药吃得越来越多，病却愈来愈重。失眠、烦躁、便秘、口干，折磨得老人脾气越来越暴躁，不愿和人交往，连子女和亲朋前来探望都觉得烦心。老人的病无时无刻不牵动着儿女的心，只要听说哪里有治疗帕金森综合征的医生，他们便会带着老人去哪里看，结果疗效都不满意。

2001年8月16日，王行长经人介绍带着父亲来到了我的诊室，看到老人形体消瘦，步履艰难，在我面前站立不稳，浑身震颤，我心里很不是滋味！我扶老人家坐下，详细询问了他的病情：自述头晕目眩，急躁易怒，腰膝酸软，失眠健忘，大便干燥。观其舌暗红，苔少，舌下脉络瘀阻；把脉弦涩，证属肝肾阴虚，血瘀风动，治疗以滋肾养肝，活血息风为治。

处方：天麻10g，钩藤15g，生地20g，夜交藤30g，炒枣仁30g，益母草15g，桑寄生15g，杜仲15g，牛膝15g，丹参20g，石斛12g，茯苓30g，黑芝麻30g，生牡蛎30g。

同时头针治疗，取头部双侧舞蹈震颤控制区。操作：用701型脉冲电麻仪，将28号不锈钢针刺于舞蹈震颤控制区进针达帽状腱膜后通电，频率每分钟120～150次，通电量大小以病人能耐受为度，时间30分钟，每天治疗一次，15天为一疗程，疗程结束后，休息3～5天，服中药10剂，头针一疗程后，肢体抖动震颤减轻了，患者每晚可以深睡

6～7个小时，困扰了老人5年的便秘问题也得以解决，精神也振作了。

2001年9月10日，治疗第二疗程服上方20剂后，患者手抖和震颤基本消失，下肢曲伸不利减轻，关节不僵不痛，可自如下蹲、行走。过去上下楼困难的人现在竟然能自己上街买菜，接送孙子上下学了，儿女们百般感叹："传统中医治疗帕金森综合征，副作用小，这效果神奇啊！"

2001年10月20日王行长陪父亲过来三诊，老人震颤基本消失。我再把脉弦细，继观舌暗红，苔薄白，遂于舞蹈震颤区双侧进行穴位埋线。

处方：天麻120g，钩藤150g，生地200g，夜交藤300g，益母草150g，桑寄生150g，杜仲150g，牛膝150g，丹参200g，骨碎补200g，生龙牡各200g，白术200g，嘱其将上药治成胶囊，每次3粒，一日2次，继续服用。

3个月后患者震颤消失，自己能伸直腰独步行走，右手能持筷子吃饭，写毛笔字，每天可独步行走8公里了，春暖花开的阳春三月清晨，迎着初升的朝阳，老人在电力广场有模有样地练着太极拳，一招一式，手脚确见功夫。

患偏瘫的王老师康复了

王老师是我小学五年级时的班主任，今年72岁，患高血压、高脂血症、动脉硬化已经20多年了。老人经常感觉头昏、头痛。

有一天，王老师早晨起床时，自觉右侧肢体活动不灵，不能行走；神志虽然清楚，但言语含混，口角左歪，右口角流口水，在县医院住院2月，诊断为"左颞部枕部多发性脑梗塞，脑萎缩"。出院后于

1995 年 3 月 20 日来找我治疗。

检查：神志清楚，语言不利，口角左歪，流涎，右半边面部麻木不仁，右侧上下肢肢体麻木，瘫软，不能行走，是由儿子用架子车拉来就诊的。病人自觉心悸气短，健侧足软无力；测其血压110/70mmHg，观舌质红，苔白略腻，把其脉沉细。

辨证：气虚血滞，痰瘀阻络。

治法：益气活血，化痰通络。

处方：黄芪 120g，当归 9g，川芎 9g，赤芍 12g，地龙 12g，全蝎 6g，川牛膝 10g，竹茹 12g，胆南星 9g，法夏 12g，独活 15g，木瓜15g，甘草 3g，五剂，水煎服，一日一剂。

针对王老师的病情，我在以中药治疗的同时，采用针灸疏通经络气血，滋阴平肝，取手足阳明经，佐以足太阳经、足少阳经。

针灸选穴：百会、风池、大椎、肩髎、肩井、曲池、手三里、合谷、肾俞、肝俞、风市、阳陵泉、太冲、行间，每日一次，每次选用8～10 个穴位，行针得气后留针 30 分钟，每隔 10 分钟行针一次，10次为 1 个疗程。

经过一个疗程的针灸治疗，3 月 28 日，患者自述肢体麻木减轻，行动渐感有力；在上方中加丹参，嘱其连服五剂，采用服药加针灸 2疗程。

4 月 9 日，病人自述心悸气短大减，可丢掉拐杖走 1000 多步，同时流涎停止，言语清楚；继续针灸 3 个疗程后，王老师可以单独行走，右侧面肌及口唇已不再歪斜，右上肢已能上举，手能握物，嘱其改为每周针灸 2 次，以巩固疗效。

6 月 2 日王老师再次来诊，检查除右手握力稍差外，一切正常。老人家已经可以带孙子到电力广场活动，困扰他一年多的偏瘫已得到有效控制，遂停止治疗，嘱其节制肥甘，以素食为主，戒烟、戒酒，坚持进行功能锻炼。

翌年早春的一场细雨过后，空气显得十分清新，清晨我在电力广场活动时，望着一朵朵带露的花蕾，心情格外舒畅，远处悠扬的音乐声中，迎着初升的朝阳，白发银须的王老师正在随着音乐练着太极拳……

【病案分析】 中风后遗症，临床上一般以脑出血、脑梗多见，发病急骤，病势危笃，意识障碍，肢体瘫痪，目前治疗中风的新药层出不穷，但多从溶血栓、化瘀血的角度出发，多数患者用几个疗程后即感心悸气短，全身乏力，对于王老师病情的辨证，我既看到瘀血痰浊和痰瘀阻滞经络的一面，同时又看到患者气虚的一面，着重进行补气，因为气虚，无力推动血行，而成偏瘫，本案属中风中经络之重症，面部及上下肢均出现瘫痪，在中医辨证施治的原则指导下，应用中药、针灸综合治疗，效果明显，肢体活动基本正常，由此可见中医古老的辨证施治原则和针灸疗法在治疗脑血管疾病后遗症方面的独特疗效是西医所不可取代的。

难治的口眼歪斜痊愈了

张老师痛苦地坐在我的对面，指着她右侧面部下垂的口角，泪流满面。我仔细观其病状：上下口唇不能闭合，不能鼓腮，加上右眼裂闭合不全，样子十分难看！

她曾是镇初级中学一名优秀的语文教师，因为该死的口眼歪斜，她不得不暂时离开了自己心爱的讲台。那三尺讲台曾是她醉心显示人生价值的地方啊，但是她的脸却不容她面对心爱的学生，病魔折磨她已有2年多了。她的上下嘴唇合不到一块，平时漱口时不停流口水；吃饭时只能由右边的牙齿吃饭，食物根本无法到达舌中间；更糟糟的是晚上睡着了，右眼总是睁着闭不上。她不得不请假到医院接受治疗。

回想年轻时，自己风华正茂，仪表十分讲究，突然间歪了嘴，得了"歪嘴风"，这让谁都无法接受。她曾跑到某医院神经内科治疗，专家门诊诊断为：面部神经麻痹，建议最好住院治疗。张老师随后听取了专家的建议住院一个月，经过输液、吃药、针灸、理疗等一系列方法治疗，病情却丝毫没有减轻。她不甘心，到处求医，跑遍了西安的大小医院，各类专家、名方验方用过不少，但都未见奇效。万般无奈之下，她只好在家里病休，因为歪嘴风影响形象，怕见熟人，连上农贸市场买个菜也要戴上口罩。

一次偶然的机会，张老师在家门口邂逅了一位老同学，他对张老师说："你去找县医院的郑大夫，他治好的面神经麻痹病可多了！"听了老同学的话，张老师喜出望外。一个阴雨天的黄昏，她找到我女儿的班主任，直接带她来到了我家要求针灸治疗。

初诊检查：患者口眼歪斜，右眼眼裂增宽，不能闭合，不时流泪；左额纹消失，人中沟左歪，鼻唇沟变浅，右侧不能抬眉，皱额、鼓腮漏气、耸鼻、示齿均不能。观其右面部肌肉萎缩；右侧颊车穴、下关穴、翳风穴按压有麻木感；面部发紧，舌质淡红，舌苔发白，脉象沉细。

针对张老师的症状，我分析：此属陈旧性面瘫，病情失治误治，邪气久稽经络，耗散气血，局部肌肉筋脉失养；气血亏损，面肌失用，面部表现瘫痪外，同时伴有患侧肌肉萎缩。她的病情属正虚邪实，筋脉失养，应以针刺补法治疗。因其邪气未尽，经络未通，又应辅以祛邪扶正，先以毫针浅刺多穴。

穴位处方：阳白、攒竹、四白、巨髎、迎香、禾髎、颊车、承浆、下关、风池均刺患侧。后取双侧足三里、合谷重刺。并以中药祛邪扶正，化痰祛瘀，疏风通络。

处方：寄生 15g，独活 12g，秦艽 15g，防风 12g，川芎 18g，当归 20g，杜仲 18g，西洋参 10g，穿山甲 20g，土鳖虫 10g，乌梢蛇 10g，全虫 10g，僵蚕 10g，白附子 10g，甘草 10g，一日一剂，水煎服。

针刺七天为一疗程，针刺两个疗程后，张老师的口眼歪斜竟奇迹般地好转了；五个疗程后，患口眼歪斜的张老师重新走上了讲台，再次开始了她精彩的教学生涯。

多年的气虚性高血压控制住了

县招待所的张某，现年 48 岁，1.65 米的个子，体重 210 斤，头发已基本脱光，秃顶，脖子上的肉壅肿得他转不过头来，将军肚鼓得像怀娃的婆姨。他患高血压、冠心病、糖尿病已十几年了，天天吃降糖药、服降压药，但后来不管吃什么药，血压一直高达 200/160mmHg 左右，血脂又高。患者跑遍了西安的各大医院，找了许多专家教授，用了很多方法，但依然无济于事。半月前，因高血压、头昏住进了蓝田县医院，专家会诊，在治疗意见上达不到统一，有人提出为了医疗安全建议转西安治疗；有的专家提出请中医会诊；仁者见仁、智者见智，因我当时也在场，就顺水推舟把这事推给了我。

初见患者，面色无华，气短懒言，体肥丰满，精神疲乏，胸闷头眩，腰痛肢软，动则气喘，下肢肿胀，脉沉细无力，舌质淡红，无苔，舌体胖大，心音低钝，BP210/180mmHg。

医院诊断： 1.高血压病 III 级（极高危）；2.冠心病；3.脑梗。

经辨证认为，患者是眩晕证（气虚型），也就是说患者是气虚型高血压。由于患者长期服药导致脾胃损伤而引起脏器功能衰退，五谷精微物质不能正常濡养。我认为治疗时应滋补中气，增强脏腑功能，以达到阴阳调和，经脉通畅。药用补中益气汤加减。

处方：黄芪80g，升麻6g，柴胡6g，陈皮12g，茯苓15g，当归12g，红花10g，桃仁12g。

当时有专家担心黄芪升压，易致虚火上升。根据脉象和临床验证，我坚持自己的意见，亲自为病人煎药，病人服药后我守在病床边。

患者服药2剂后，血压开始下降；五剂药服完，血压已降到120/80mmHg；第10天病人血压正常而出院；后继续用补中益气汤化裁。

【病案分析】 此例气虚性高血压每剂药用黄芪80g，服30余剂后患者才告康复。黄芪的主要功能是补中气，益肺卫。本例患者属中气虚弱，气机运行障碍，黄芪益气健脾，有推陈出新的作用，进而改善机体的循环功能，维持血压相对平衡的作用，因此不会增高血压，反能改善机体血液循环而达到降血压目的，使气的升降出入运行正常。

黄芪为中医常用的扶正类药物。《本草纲目》谓："耆，长也，黄芪色黄为补药之长。"它的药理作用广泛，具有强壮，降压，强心，利尿，抗菌，抗病毒及激素样作用。近年来认为能增强机体免疫功能，促进脾脏抗体生成，还能保护肝脏，增加白细胞。能提高虚证患者血浆Amp、IgM、IgE的水平，能增强网状内皮系统的吞噬和杀菌能力。黄芪含微量元素硒，而硒是乳腺癌的天敌，故也有抗癌作用。

上方补中益气汤具有升阳益气，调补脾胃的功效。用于气虚性高血压。其中黄芪、党参是主药，甘温益气。参芪共用补气功能全面。黄芪善补肌表之气，也适宜于表虚证，黄芪与升麻、柴胡配伍，有升提阳气的作用。与白术、陈皮、当归、甘草配伍，健脾益气，养血活血。

临床上黄芪还有利尿消肿作用，用于治疗急慢性肾炎，又能减轻蛋白尿，改善全身营养状况。前人称黄芪为"疮科圣药"，对于久病之抵抗力低下，痈疽疮疡经久不愈者取其托毒排脓，具有生肌作用。黄芪在临床治疗高血压时，对肝阳上亢型和阴虚阳亢者必须慎重应用。

贾局长的颈椎病

贾局长是县某局机关领导，平时老觉得脖子酸痛，头晕眼花，一直以来他总认为是动脉硬化，脑供血不足引起的，也就没当一回事。想想自己也是快 50 岁的人了，不久就要退二线，休息一段时间，上述症状也许自然就好了。

但紧跟着新的情况又出现了：只要他在电脑前坐一个小时左右，就会感到头昏脑涨，头晕眼花，而且肩背酸痛，脑后枕部闷痛，肢体发凉。一度他认为是脑子出了问题，去县医院内科治疗，做了脑 CT，又去西安各大医院检查，结果都没有问题，这样折腾了一年多，中西药吃了几十盒，化验、透视报告单及病历保存了几大本，症状却丝毫未减轻。年终工作更加繁忙，那天他前半夜开完会，后半夜睡不着觉，就在电脑前修改一份材料，黎明时才躺下，睡了一觉，起床后转身拉窗帘，突然眼前一黑，跌倒在地上；恢复清醒后，即觉得头晕、恶心，出现呕吐、心前区发闷，同事立即将他送到了医院急诊科，经过检查，医生诊断是颈椎病。病情诊断出来后贾局长被吓蒙了，因为贾局长的老婆就患颈椎病十几年了，经常脖颈痛，手臂痛，还伴有麻木，手指发凉，抓不住东西等症状。老婆才 40 多岁就因为患有颈椎综合征，连饭也做不了，已经治疗十几年但却总治不好，反而越来越严重。

翻阅了贾局长所有的病历和 CT 片，又听了贾局长的主诉，经过分析我认为他的颈椎病是属于椎动脉型。主要原因是颈椎骨质增生，压迫椎动脉，椎动脉变细狭窄，大脑缺血出现头晕，恶心，呕吐，视物不清等症状。当患者头部转动，颈部后伸和弯曲到一定位置时，一侧已经狭窄的椎动脉受到扭曲，血流不通，如果对侧血管不能和健康人一样进行代偿，就会出现突然昏倒情况。

经过对贾局长经络俞穴的检查，发现他颈部风池、肩井、天宗、身柱、心俞、肾俞等穴位压痛明显。于是，我为他拟定了针灸、按摩、埋线、中药等治疗方案。

针刺：风池、肩井、天宗、身柱、心俞，一日一次。风池、肩井、天宗埋线，经辨证，其为肾气不足，卫阳不固，血行不畅，经脉阻滞，应以补肾强筋、活血宣痹为治。

中药：肉苁蓉25g，炒枣仁20g，鸡血藤30g，葛根40g，熟地20g，骨碎补30g，枸杞20g，豨莶草20g，威灵仙18g，甘草10g，水煎服，一日一剂。

经过两个疗程的（针灸治疗7次为1疗程）治疗和调理，贾局长身上的所有症状大为减轻，继续治疗了一个疗程完全康复，X线检查颈椎病变较以前明显好转，椎间孔恢复正常，椎间隙结构恢复正常。半年后随访已无任何症状。

【病案分析】 颈椎病是指颈椎骨骼、关节和韧带等结构由于老化、劳损，引起的增生等病理改变，压迫或刺激神经、血液和脊髓等组织，出现相应的临床表现，一般分为四种类型：

1. **神经根型** 多见于中年以上男性，少数人有颈部外伤史，患者常感到颈肩部疼痛和手指麻木，颈部肌肉发硬，肌力减退。

2. **椎动脉型** 多因颈椎骨质增生，动脉硬化，颈动脉供血不足，从而导致患者在做颈部旋转或体位改变时可引起眩晕、头痛、恶心、心慌，少数病人尚有复视、视力减弱、耳鸣、耳聋，甚至在转头时突然感到下肢发软而摔倒。

3. **脊髓型** 大多数学者认为因为颈椎退行性病变，使颈椎间盘失去弹性而脱出并压迫脊髓；或因为椎体后方的骨刺和小关节的增生、黄韧带的肥厚或钙化，甚至椎板增厚，均能引起椎管狭窄压迫脊髓而致。患者多见上下肢和躯体麻木、发抖、疼痛、无力或肢体感觉异常，同时伴有头痛、头晕、尿频、尿急、排尿不尽、排便无力或便秘，脊椎双侧受压，还可形成痉挛性瘫痪。

4. 交感型 其临床症状分为兴奋型和抑制型，交感神经兴奋型症状为头痛或偏头痛、头晕，枕部或颈后痛，视物模糊，眼睛胀痛、干涩，眼冒金花，肢体怕凉怕冷，肢体遇冷时有刺痒、红肿、疼痛，还可见头颈部、颜面部和肢体麻木症状，多汗，可见单个肢体、头部、颈部、双手、双足或半侧身体出汗。抑制型症状为可见头昏眼花，眼睑下垂，流泪，鼻塞，心动过缓，血压偏低，肠蠕动增加等。

颈椎病不光能引起颈、肩、背、腰顽固性和固定性疼痛和麻木，还可影响到心、胃肠、肾、五官、四肢，甚至形成瘫痪。

本病属于中医学"痹证"范围，中医认为本病多因肾气不足，外受风寒湿邪所致。如《济生方》中说痹证的发生，皆因体虚，腠理空虚，风寒湿邪杂至而成痹证，以致气血运行不畅，经络阻滞，故现颈椎强直，掣引肢臂，麻木痛着，特别是肾气虚不能生髓充骨，是骨质退行性变化的主要内在因素，因此治疗本病应以使肾气充盈，骨骼坚实为原则，笔者在长期临床实践中运用针灸，结合中药治疗颈椎病，以补肾充髓，壮骨为主的中草药和通督活络的针灸治疗，疗效满意。

药物组成：葛根30g，肉苁蓉30g，鸡血藤30g，熟地18g，骨碎补30g，豨莶草20g，威灵仙18g，白芍20g，桑枝20g。

本方以补肾气，强筋骨，活气血，行痹痛，畅经络，健筋骨而寓意，此方不仅能起到解除临床症状作用，还可恢复已狭窄的椎间孔的供血，达到健骨舒筋的作用。临床症状属虚寒者加制川乌、桂枝，兼有热者加黄柏、知母，脾虚气弱者用补中益气丸协助，失眠多梦者加炒枣仁、珍珠母、合欢皮。治疗近百例，均起到了较好的疗效。

康颈汤治疗颈椎综合征

中医辨证： 肾气虚衰，脉络瘀阻，脾虚痰滞。

治法： 补肾健骨，通络化瘀，化痰利湿健脾。

方名： 康颈汤。

组成： 葛根40g，白芍30g，枸杞30g，杜仲20g，丹参20g，鹿筋18g，蕲蛇15g，桑寄生25g，木瓜10g，炒苡仁24g，女贞子20g，半夏12g，橘红12g，生磁石20g，川芎20g，炒栀子12g，桂枝10g，大枣5枚，山萸肉18g，骨碎补30g，虎杖20g，水煎服，一日一剂。

临床案例：

王某，男，42岁，水修厂干部，于1986年4月6日前来就诊。患者一年多来颈项强痛，旋转不利，上肢酸麻，头晕腰痛；头项疼痛，延及肩、臂、胸部有麻木感，转侧则晕，俯仰则头项掣痛难忍，疼痛剧烈时要卧床，且伴有视物模糊、视物变形等症状。拍颈椎正侧位片示：生理弯曲消失，第三、四颈椎前缘和第五、六颈椎后缘可见唇样增生改变，环枢关节左宽右窄，第五颈椎前缘并见二次骨化，中心未愈合（提示为颈椎骨关节炎和颈椎增生性改变）。西安红十字会医院曾嘱其住院治疗，并劝其进行手术以解除痛苦，患者不同意手术治疗，便前来找我用中药治疗。

症见颈项强直，活动困难，左上肢肌肉萎缩无力，面色黧黑，体温、脉搏、血压均正常；舌质微红，苔薄白，脉弦细，3～6颈椎压痛（＋），心肺（－），肝脾未触及。神经系统检查：双侧霍夫曼氏征（＋），腱反射活跃。诊断为颈椎综合征。

证属: 肾气虚衰,脉络瘀阻,脾虚痰滞。

治法: 以补肾健骨,通络化瘀,化痰利湿,健脾为治。投以康颈汤服用。

4月15日复诊:患者头晕颈痛减轻,视物模糊消失,面色精神显著转佳,颈项胀痛,右上肢疼麻明显减轻。脉沉细,舌淡白,在调理气血同时,加强活血化瘀之力以搜剔余邪,原方减女贞子、半夏、橘红,加地龙10g,红花10g,桃仁12g,水煎服,一日一剂。

5月29日患者服上方已达43剂,前来复诊,症状基本消除,自觉颈痛大减,左上臂肌肉逐渐丰满,旋转已灵活自如,头晕腰痛等诸症已无,精神好转,能正常工作,随访两年余未见复发。

附:

颈椎综合征,临床又称颈椎病或颈臂综合征,系由颈椎间盘退行性病变及骨质增生压迫或刺激颈部脊髓神经及神经根或椎动脉所致,其主要表现为颈部的不适,以及上背、肩胛、上臂及肘、手部的疼痛等症状,目前还没有满意的治疗方法。中医认为其与肾有直接关系,肾主骨,因肾气虚弱,不能生髓,加之气血虚弱,寒湿之邪乘虚而入,凝聚于颈项壅闭经络,气血不通,治疗此病在调补气血,活血化瘀通脉,温经散寒基础上加入剂量较大的补肾药以内外兼治,临床上可以取得满意的效果。

重症脑出血的救治

1996年6月15日,纤维板厂厂长打来急电,说他的副厂长在检查工作时突然昏倒，不省人事，恳求急救。我安排好身边的病人，立即赶往纤维板厂。在厂办公室我看到昏迷的病人目合口张，声鼾遗尿，病情危重，就急送县医院检查。CT检查报告示，副厂长脑室出血26mL，急住医院内科，进行中西医结合抢救。经中药醒脑、开窍和西药利尿、脱水、改善微循环，对症治疗两周后，患者病情稳定出院，但左半身瘫痪，大小便失禁，神志不清，好友邀我为副厂长诊治。

询问患者时，见其表情淡漠、迟钝，回答仅短促之词，听者难懂所以然，只得向其爱人了解情况：大便燥结，已一周无大便，小便失禁，床上用尿垫，用鼻饲管注入牛奶、稀饭、菜汤，右侧鼻孔插氧气管。望其神志不清，精神极差，目无光采，面色无华，体形消瘦；左半身全瘫，起卧转侧，翻身全都依赖陪护人撑扶，仰卧患侧呈痉挛性瘫痪。

嘱其张口伸舌，未见反应，家属催促再三，迟迟口才半开，舌伸未出齿关，白苔稍腻，舌厚淡红。检查中病人咳嗽几声，口角吐出白色泡沫痰涎，乱吐不知秽臭，诊寸口脉沉兼缓，腹软，肝脾未及，瘫肢僵硬如弓弦，左下肢皮层性水肿，膝腱反射均消失，浅感觉深感觉均消失，BP170/100mmHg。

西医诊断：脑出血后遗症。

中医诊断：中风（中脏腑恢复期）。

采用头针治疗。方法：头针穴：取对侧运动区上1/3、感觉区上1/3、言语二区、言语三区、对侧血管舒缩区、说话、信号、运平、记忆区，斜刺，进针深达骨膜，捻转得气后将针柄与G6805型电针仪导线连接用连续波，频率200次/分钟，电流大小以患者能耐受为度。留针时间30分钟，每日一次，10次为一疗程，疗程中间休息3天。

针灸：三棱针重刺十宣，患侧趾尖出血，以减轻脑压，促其苏醒。毫针强刺人中、内关、足三里、丰隆、涌泉，由上而下，重刺患侧。

患者脑出血量较多，没有及时消散、吸收，留滞于脑，内扰神明，使神志不清，二便失控，瘀血阻滞经络血脉，故语言、肢体功能活动障碍，外感寒湿，肺失清肃，痰涎内蕴。我诊断：患者血溢成瘀，复感寒湿，病位在脑在肺，属实中有虚，表寒里瘀，虚实错杂，当以外散寒湿，内清瘀热，祛瘀通络醒脑。

处方：紫苏12g，苍术15g，法夏12g，川贝12g，酒大黄15g，天竹黄10g，胆星12g，菖蒲12g，郁金12g，葛根40g，升麻10g，姜黄12g，蕲蛇12g，当归12g，桃仁15g，红花12g，丹参30g，甘草10g，羚羊角粉2g（冲），5剂，水煎服，一日一剂。

7月20日，上药连进10剂，患者可苏醒睁目看人，问话可以点头、摇头和回答询问，但语言吐字不清，BP150/90mmHg；开始进流食，拔除鼻饲管，用手指示口渴要喝水，神倦，舌淡红，舌根滑腻，舌边瘀斑，寸口脉沉，遂以扶正，清脑，活血化瘀，开窍通络为主。

处方：石菖蒲12g，丹参30g，红花10g，桃仁18g，三七10g，西洋参12g，天竺黄10g，生水蛭3g，炮甲珠12g，鸡血藤30g，葛根40g，酒大黄12g，羚羊角粉2g（冲服），5剂，水煎服，一日一剂。

7月28日服药五剂，神志清楚，舌体灵活，开始讲简单的字词，可喝稀粥和牛奶。舌淡红，苔薄白，脉沉，BP130/80mmHg，以调补气血，补肾益脑，祛瘀通络为治。

处方：葛根40g，黄芪60g，石菖蒲12g，丹参30g，西洋参10g，天竹黄10g，杜仲30g，首乌20g，女贞子20g，补骨脂20g，丝瓜络12g，赤芍10g，红花10g，丹参30g，5剂，水煎服，一日一剂。

我先后为患者治疗共90天，针灸、头针、中药均按原方案治疗，病情逐渐好转。

10月26日患者神志清楚，语言对答切题，患肢活动基本正常。下床自己可以行走，大小便正常，病情已基本稳定，能在家中从事一般家务劳动。

适逢元旦到其家中随访，副厂长已经能帮爱人做豆浆生意了。他耳清目明，精神焕发，热情地招呼我们喝他家自磨的热豆浆呢。

年轻肾衰患者痊愈了

李某是一位美丽勤劳的女士，39岁，家住西安市东大街西号巷。1990年因水肿、蛋白尿被当地医院诊断为"肾炎"，后经治疗水肿基本消失，但蛋白尿还依然存在。李女士经常起早贪黑地奔波劳碌，对自己的身体却疏于关心。近几年来，李女士经常感到身困乏力，心悸气短。起初并没有引起她的重视，只以为自己是休息不好；后来随着身体不适症状越来越严重，她才慌了起来。1998年三月的一天中午，李女士正在家里给孩子做饭，忽然感觉恶心难受，随后呕吐不止。在区医院进行检查，被诊断为"慢性肾功能衰竭""肾性贫血"，住院接受治疗。经过半年的治疗，病情不但未能缓解，反而较之以前更加严重了。

1999年10月15日，长期困倦无力，卧床不起的李女士由其妹妹搀扶来县医院找我治疗。我给她做了初诊：李女士患蛋白尿8年，发现肾功不全1年。

进一步询问检查：患者恶心呕吐时时发作，呕吐物为胃内容物；饮食不下，身困乏力，心悸气短；经常腰痛如折，双下肢拘挛不伸，不能站立；双手足麻木，头晕而沉重，皮肤瘙痒，小便少，下肢肿，精神疲倦，畏寒怕冷，面色焦黄，口唇黏膜苍白，舌暗淡苔白，干燥；脉象沉细无力时现结带。

我认真地分析了患者在西安医科大学一附院的检查结果：尿蛋白（+++），尿素氮26mmol/L，肌酐720μmol/L，内生肌酐清除率降至 10mL/min，血色素 58g/L，血压 190/110mmHg，钾离子 3.0mmol/L，钠离子 130mmol/L，钙离子 80mmol/L，同位素肾图提示双肾严重受损，诊为"慢性肾功能衰竭"。结合自己多年的临床经验，认为李女士的病症应属"关格"，脾肾阳虚，浊邪上犯；治疗应以温运脾肾，降逆化浊。

处方：云苓 18g，泽泻 15g，白芍 18g，附片 6g（先煎），西洋参 5g，龟甲 12g，黄连 5g，苏叶 8g，桑寄生 15g，泽兰 15g，杜仲 12g，大黄 18g（后下），川牛膝 18g，水煎服，每日一剂。

10 月 26 日，李女士服用药 10 剂后，呕吐恶心症状停止，腰肌疼痛也消失了。她每顿饭可吃一碗小米汤或 2 两面条；小便较以前通畅，复查尿素氮 13mmol/L，肌酐 310μmol/L，内生肌酐清除率 30mL/min。诊其舌淡红苔薄黄，脉弦细。处方：云苓 18g，泽泻 15g，白芍 18g，附片 6g（先煎），龟甲 12g，桑寄生 15g，泽兰 15g，大黄 18g，杜仲 12g，川牛膝 18g，木瓜 15g，嘱咐患者继续用水煎服，每日一剂。

李女士坚持服药 120 余剂后，病情基本稳定，她高兴地告诉我自觉症状明显改善，已经可以在家做轻微家务活了。我听后觉得倍感欣慰，给她做了第三次检查：尿素氮 7.0mmol/L，肌酐 96μmol/L，内生肌酐清除率 60mL/min，尿蛋白（-），血色素 120g/L，肾功能已正常代偿，仍以温运脾肾，降逆化浊为治。

处方：红参 10g，云苓 18g，白术 15g，附片 9g（先煎），胡黄连 4g，白芍 12g，桑寄生 20g，虎杖 12g，桃仁 10g，枳壳 10g，钩藤 12g，大黄 9g，甘草 10g，患者间断服药至 2010 年 6 月，病情一直稳定。

现在，李女士生活充实，心情愉悦，她的身体状况越来越好。不但每天可以给儿子做饭，而且还能为上初中的儿子陪读 2 小时；适逢双休日，她还参加户外活动，增强体质。

中药治疗三个月根除26年胃脘痛

老杨，男，39岁，系蓝田县三里镇一个老实巴交的农民。上小学时因逢困难时期，吃了难消化的榆树皮后就患上了胃脘痛，20多年来用各种方法治疗，时轻时重，始终未能根治。1979年3月18日，老杨正在地里干活，忽然感觉胃部疼痛如刀割，豆大的汗珠从头上掉了下来，钻心的锥样绞刺痛使他无法忍受。家人急忙带他到就近的卫生所检查治疗，挂了几天吊瓶，吃了一些止疼的药，症状有所缓解；但以后他的病情却越来越重，疼痛隔三差五就会发作一次。

1980年2月3日，患者胃痛又发作了，而且是阵发性加剧，整个人像发了疯似的折腾了一夜。家人带他来县医院治疗。胃镜检查：诊断为慢性萎缩性胃炎，经住院治疗后病情缓解，但时好时坏，发病时疼痛难忍，痛如刀绞!

看到病人如此痛苦，我非常同情，一边对他进行心理治疗，暖言安慰，一边针对他的病情认真分析，主证：患者意识清晰，精神极差，胃脘胀闷疼痛，波及右胁，掣到肩背，疼时如刀割锥绞，伴有口苦，呃逆阵阵发作。自述疼痛一般是因食不易消化的食物后诱发，痛时少腹及腹部胀闷，有时因疼痛剧烈，小便失禁，用止痛药后可暂时缓解，一会儿又出现疼痛，每日发作一两次，疼时痛苦实在难以忍受。观其舌淡红，色暗苔白腻；诊其脉沉细而无力，证属胃脘痛，寒瘀内凝。以温中散寒，活血化瘀止痛为治法。

针灸：足三里、内关、内庭；头皮针：额旁二线，补法进针，捻转频率200次/分钟，捻针后胃脘部疼痛消失。停止捻针后用G6805型治疗仪通电，取连续波频160～500Hz。

患者自述进针后疼痛即减，须臾虽有发作，但疼痛较轻。

处方：桂枝8g，白芍18g，炙甘草5g，元参12g，附片8g(先煎)，炒枳实 10g，云苓 10g，丹参 20g，砂仁 10g，川楝子 10g，虎杖 10g，五剂，水煎服。

2 月 12 日，杨某随家人来医院进行复诊，自述服了上述五剂药，接受五次针灸后，胃脘痛减轻，吃饭觉得有了味，大便也较通畅；诊其脉舌同前，我便在原方中加鸡血藤 12g，细辛 3g，五剂，水煎服，并同步配以针灸疗法，仍按原穴位方案施治。

2 月 22 日，患者来院进行三诊，他高兴地告诉我经服药、针灸治疗后胃病发作频率明显降低，疼痛程度也相对减轻，基本可以忍受，三天来仅发作一次，阵发性呃逆再未发作。听了他的话，我倍感欣慰。效不更方，我决定仍用原法治疗。

处方：桂枝 10g，白芍 15g，附片 8g（先煎），炒枳实 10g，香附 10g，元参 10g，丹参 15g，檀香 8g，砂仁 10g，炒川楝 10g，以上方继服 20 剂。

3 月 25 日，患者精神愉快，满面春风。见到我，他拉着我的手，兴奋地说道："谢谢您，郑医生！"我询问其近况，他告诉我胃脘痛再未发作，休息、饮食一切正常。

为巩固疗效，我给他续开处方：制川乌 6g（先煎），附片 10g（先煎），桂枝 10g，炙甘草 6g，生姜 3g，白芍 15g，细辛 4g，元参 10g，首乌 20g，砂仁 10g，降香 8g，苡仁 30g，桑寄生 15g，香附 10g，10 剂，水煎服，一日一剂。

五一节过后，风和日丽，老杨又隔三差五来了几次，继续服中药治疗，并巩固已取得的疗效。

女强人的气滞胃脘痛

王女士，40 岁，系向阳公司一中层干部。8 年前患有胃脘痛，曾用过各种中西药,在省、市几个大医院都接受过治疗,但效果却都不尽人意。去年3月,因胃脘痛严重,去医院做胃镜检查,被诊断为"萎缩性胃炎";虽经西药消炎、镇痛和中药清热、行气等法治疗,疼痛稍有缓解,但仍未能根治。

王女士是位泼辣能干的女强人,她心性好胜,凡事不甘落后,为人又好面子,做事总怕别人挑剔,干起工作来喜欢追求完美,经常加班。尽管如此,平时还是避免不了与人发生矛盾,为了一些小事常与人争执,动辄就生闷气。日子久了,心中郁结,加上工作忙碌,生活无规律,硬生生地把自己的身体搞垮了,不知不觉地就患上了胃脘痛。

几年来王女士胃部胀痛长期绵绵不愈,钱没少花,痛苦却未见减轻,严重发作时竟无法进食,只要一吃饭,饭后便必然疼痛加剧,难以忍受。最终病痛把她折磨得不能再工作,只得请假病休。

1986年5月6日,经熟人介绍,患者找到我。初诊为气滞胃脘痛。问其病症,她泪流满面地向我详细陈述:胃脘部攻撑疼痛,呈持续性,白天明显,进食后加剧,睡觉休息后疼痛稍减;每疼痛加剧时,小腹部会有鸡蛋大小的气块,推之可移,疼痛波及右胸背。因为进食后疼痛,所以患者畏惧进食,全身大肉脱失,常常感觉口中干燥苦涩;喜温饮,头面发热,伴有眩晕,每遇到心情不好时腹痛就会发作。

观其舌质暗淡,把其脉沉细而无力,证属胃脘痛,肝胃不和,气郁夹热型。根据她的病情,我采取了疏肝利胆、理气清热、和中止痛的治疗方法。

处方:柴胡10g,白芍12g,党参15g,鸡内金12g,郁金10g,金钱草30g,虎杖12g,党参15g,桂枝6g,银花20g,炒枳实10g,共10剂,水煎服,一日一剂。

5月20日,患者来复诊,自述疼痛大减,唯有轻微攻撑作痛。看到她脸上的笑容,我的心情也明朗了许多。诊其脉象仍然沉细无力,舌质仍是暗淡,于是我就在原来处方中加了木香,嘱其继续服用10

剂，以补中健脾，强土抑木。

随着治疗一天天的进行，王女士的痛苦也在逐渐减轻，久违的笑容溢于言表。

慢性萎缩性胃炎让她苦不堪言

住在乡下的老母亲一年四季胃痛，经县医院和村里的乡村医生治疗，时好时坏，近几年来吃药成了家常便饭，西药每天要吃一大堆，病却越来越重，老人经常躺在床上哼哼唧唧，真是急坏了在县里中学当教师的女儿张老师！她把母亲接到自己身边，陪着老人到医院进行全面检查，确诊为"萎缩性胃炎、胃息肉"。主治医生告诉张老师，萎缩性胃炎和胃息肉同时存在是胃癌早期潜在性的病变，发展为癌变的可能性较大。张老师听了很是担忧，她带着母亲辗转在西安的各大知名医院之间，可医生开的各种药都只是临时管用，胃脘胀痛、欲吐、呃逆仍然折磨着她的母亲，看着被病魔折磨得一天天消瘦下来的老人，张老师苦不堪言。

一次家访中张老师认识了我，面对满脸愁云，声泪俱下的张老师，我同意第二天早上让她带母亲来我的诊室就诊。

"老人家，哪儿不舒服？"我小心翼翼地问道。

张老师的母亲见我问话，就难过地和我唠叨起来："我的胃胀痛已经30多年了，最近几年加重，时轻时重，中西药治了几十年始终没有根治，今年以来突然加剧，发作时像刀割锥刺，难以忍受。今年春天女儿带我到省上几家医院检查，诊断为萎缩性胃炎、胃息肉，幽门螺旋杆菌阳性，医生认为是癌症早期。去了很多医院，吃了很多中西药，吃得我头都大了，我的精神被病魔折磨得快崩溃了。郑大夫，我得的是不是绝症？若是癌症我就不治了，这么大岁数了。也活够了。"张老师的父亲去世早，是母亲守寡把她带大的。老人一边诉说一边不停地擦眼泪，惹得一旁的女儿也泪流满面。

我一边好言安慰母女俩，一边翻开老人病历。有几种诊断：1.慢性萎缩性胃炎；2.胃息肉；3.消化性溃疡；4.贫血。我告诉她们："最好暂时停药，给已经受损的胃黏膜有一个修整期。"

"我不吃药，胃痛咋办呢？"张老师的母亲担心地说。我连忙给她解释，告诉她这一段时间我先选用针灸、头针和穴位埋线等疗法来对她进行调理，请她放心，她的病我一定给治好，听了我的话，老人像个孩子一样高兴地笑了。

于是我选用针灸足三里、内庭、胃俞、内关，以补气健胃，再用脾俞、肝俞以养肝和胃，理气止痛，每日针灸1次，10天为一疗程。

2个疗程结束后患者胃胀痛、呃逆基本缓解，饭量较以前增加，精神也好转了。

接着我采用穴位埋线疗法，穴位选用膀胱经，胃俞、足三里、内关、中脘以补养中气，疏通胃气以升清降浊，健脾益气，埋线2次后，患者胃痛全部消失，食欲基本正常，在此基础上运用中药辨证施治，根据患者面色萎黄，倦怠无力，舌苔根中厚腻，质暗瘀紫，舌体胖，脉弦而缓，右关微滑；属气郁血滞湿阻，胃失和降，用舒肝降逆，化瘀和胃法。

处方：川朴10g，陈皮12g，云苓20g，半夏12g，丹参30g，砂仁6g，木香8g，檀香10g，黄连6g，赤芍9g，生姜3g，甘草10g，半枝莲20g，白花蛇舌草30g。

服十剂后，患者胃痛、呃逆欲呕症状全部消失，胃部自觉舒坦，胃胀痛再未出现，饮食正常。以后在原方基础上加入白术20g，焦三仙各12g，坚持服20剂，后改为丸剂，淡盐水调服半年，诸症皆消失，在此基础上我告诉她："心情必须舒畅，不然病就可能再犯，胃是必须要保养和呵护的，调理好心态，进食要定时定量，少食刺激辛辣的食物。"张老师和母亲笑着点点头。两个月后，又先后埋线两次，现已完全康复。

银针治好了王经理的怪病

中学同学刘思扬来找我，说他们公司的老总得了一种怪病，正在纺织城某医院住院治疗。他陪护了两天时间，发现病情丝毫没有得到缓解，就想让我去给他的老总会一下诊。因为是多年不见的同窗挚友上门来求，我也不好意思拒绝，就笑着答应了。

在车上，老同学才把真相告诉我，原来他的老总三天前，在招待公司客户时，六个人喝了四瓶茅台，晚上入驻宾馆，酒店有小姐陪房，娱乐了一整夜，阴茎持续勃起不衰，第二天就住进纺织城某医院外科病房。现已住院两天，病情仍不见好转，医院给家属提出请院外专家会诊。家属四处打听到我，得知我与刘思扬是中学同学，就让他来邀我出诊。

提起刘思扬的老总，这个人其实我也认识。他姓王，南方人，生意做得红红火火，为人诚实、豪爽，就是有个毛病：善饮贪色。说实话，我很不喜欢王总的生活作风，但站在医生的角度，他是病人，我有义务为他祛除病痛。

在医院的外科病房里见到王总，他神情焦虑，烦躁不安，见到我时忽然放声大哭。他告诉我：入院以来，医院先后采用了骶前封闭、连续硬膜外麻醉、全身肝素化治疗等方法，但病情却丝毫未见好转。后来又请来了中医为他看病，服了2剂龙胆泻肝汤还是未见好转，心中十分烦闷害怕，不知道自己得了什么怪病。

鉴于患者的特殊病症，我仔细为其做了检查：阴茎坚硬勃起、肿胀，颜色瘀暗青紫，自述排尿困难，腰骶部疼痛无力，彻夜难眠。把其脉象弦滑，观其舌质发黄，舌根黄腻。

深思病因，患者平日善饮贪欲，酒后纵欲而阴茎勃起不衰。究其脉证合参，此属湿热下注厥阴，经脉瘀阻；急取足厥阴肝经穴位，曲泉、阴郄、中都、太冲用毫针急刺，入针后用泻法行针，深刺得气后，坚硬勃起三天三夜的阴茎终于松软正常，随即排出小便 1000mL。

医生、护士和亲属总算舒了一口长气。我即根据患者的脉舌，用清热，利湿，通经，活络法予以治疗：乌梅 10g，川椒 6g，黄连 20g，黄柏 20g，秦皮 12g，当归 12g，白芍 12g，地龙 15g，川芎 15g，黄芩 15g，白术 30g，龙胆草 20g，山栀子 10g，甘草 10g，共五剂，用水煎服，一日一剂以善其后。

不久，王总病愈出院了。一年以后再见到他时，他告诉我自己从那次住院后已戒烟酒，洁身自好，现精神状况极佳，家庭和睦，生意蒸蒸日上。

尿失禁的儿童背上书包上学了

小张是一位 14 岁的女中学生，正值青春年华，活泼开朗的她，却因身患病疾，变得沉闷不语，郁郁寡欢。原来在两年前，小张曾出过一次车祸，导致小便失禁，不能主动排尿，每次小便时淋漓不尽，一日数十次以上，小便时涩痛，经常有尿湿裤子的情况发生，她因此休学在家已两年多。

说来话长，两年前的一天下午，小张背着书包正走在放学回家的路上，忽然迎面高速驶来一辆吉普车，她来不及躲闪，当即被撞倒，头部撞在路边的水泥路标上，腰部同时也受了伤。住院后医院诊断为"脑挫裂伤，轻度脑震荡"；治疗半月后，头部伤口痊愈，小张随即回学校读书。半年后出现尿失禁，尿无力，尿不尽现象；无论冬夏，可怜的她裤裆经常是湿的。如花的少女，谁也无法想到她的痛苦，冬天裤裆上吊着个冰疙瘩，刺痛冰凉；夏天因为天气酷热，尿湿的裤裆常常发出阵阵的腥臊味，恶臭刺鼻。实在没有办法，小张只能用市场上销售的尿不湿，她因此而变得十分自卑，整日躲在家里，一个人望着窗外发呆。她多想回到学校，回到老师和同学们的身边，可是每每想到自己这该死的病，想到自己难以启齿的痛苦，她就伤心的流泪。父母看在眼里，疼在心中。他们为了治好女儿的病，带着她跑遍了北京、上海、西安的多家医院治疗，均未能见效，真是急坏了一家人！

小张的父亲是省林业系统的技术权威，一次在农村的苹果园里做技术指导时和一个村民聊天，打听到我的住处，他喜出望外，第二天就带着孩子来到我的办公室。

面前的小张面色淡黄，语声低怯，自述小腹胀满而痛，腰痛，头晕乏力，不能自主排尿。检查：小腹部膀胱偏右侧隆起长 30cm，宽约 10cm，高 1cm 的硬块，按之如鼓，有弹性（膀胱残余尿），用手稍压尿即排出，尿味腥臭（尿路感染）。观其舌质淡，两脉沉弦细软而无力。

随即进行膀胱 B 超检查：患者有膀胱积尿，向右移位到髋骨边缘，有憩室，整个膀胱移位；腰椎 CT 显示腰 2～4 椎体右横突肥大；肾脏 B 超提示有肾积水。此证是骶髓排尿中枢下运动神经元性损害的一种表现，膀胱脱离感觉和运动神经的支配而成为一个自主的器官。病变主要位于腰 2～4 椎体和马尾部，因该部位外伤损害，主要表现为尿失禁，随意排尿能力差，尿时无力，膀胱形成较多的残余尿，长期慢性充血，形成以血流瘀滞为主的循环障碍，输尿管神经性损伤梗阻后合并感染而形成慢性炎症，本症为外伤损伤性气滞血瘀，久则致气虚，属气虚瘀血阻滞经络，水道不通所致之湿热，气化失调，血瘀成结，阻滞水道。治疗以补气，清热利湿散结。艾灸气海、关元、足三里、肾俞以补气健肾，针刺阳陵泉、三阴交、水道、归来，以利湿清热，通调水道；头皮针按大脑皮层的功能定位选交感区，方氏头针肾区，泌尿生殖区，用 28 号毫针平刺 1.5 寸，双手同时快速捻转，每分钟 200 次。捻针 2～3 分钟后，接通 G 6805 治疗仪，脉冲电流取疏密波，频率 20～40 赫兹，留针 30 分钟。七日为一疗程，针刺 2 疗程后小张小便淋漓减轻，但排出尿仍腥味较大；针刺三疗程后，其腹部平坦，膀胱积尿情况消失，自己基本可以控制排尿。第四疗程患者可控制小便，继续上法治疗，隔日一次，同时辅以穴位埋线足三里、阳陵泉、气海、关元以增强疗效，前后共治四个疗程，小张的身体完全康复了。所有症状全部消失，人精神了，脸色也红润了，一个阳光灿烂的美丽少女出现在人们的眼前。两个月后，小张重返校园，又开始了她的如花岁月，难治的尿失禁痊愈了，小张终于摆脱了折磨她 2 年的病魔！

艾灸足三里治好了她的怪病

　　小琳是父母的掌上明珠，家中的小公主，父母对她的呵护无微不至，她的一切几乎全由父母来包办，小公主被宠得娇气，懒惰，脆弱，任性。每当她撒娇的时候，父母总认为她还小，又因为是女孩子，所以就千方百计地呵护着她，生怕她受到一点点的委屈。虽然小琳的父母施展了他们所有的本事来"保护"她，但她并未像父母期望的那样健康成长；而是莫名其妙地越长越瘦，体重越来越轻，不思饮食，精神倦怠，细长的脖子上挑个大脑袋，活像一个火柴棒。到医院经医生检查总是一句老话——营养不良，其他检查都正常。

随着年龄的增长，小琳时常因为自己瘦骨嶙峋的身体而烦躁不安，她责怪父母给她吃得太差，舍不得花钱。每当这个时候，小琳的妈妈总是埋怨爸爸不给孩子买"营养"的食品，其实那些"好吃的"一摞一摞放在那里，她还是光吃不长肉。从初中到高中，她都是在极度痛苦中度过的，瘦弱的小琳经受不住学业的压力，三天两头进医院，冬天来了，她怕冷；夏天来了，她怕热，一动就出汗，出汗后风一吹就感冒；西安大小医院都跑遍了，她为看病吃药吃坏了胃，打针把屁股打成了马蜂窝。实在没办法，可怜的奶奶便到处去烧香、磕头、拜佛；爷爷奶奶既无奈又心疼，又找个医生让小琳拜成干爸，只为治病方便。但中药、西药、保健药品几乎用遍了，还是不见奇效。看着日渐消瘦的女儿，妈妈暗地里不知道流了多少泪。

小琳的身体健康成了父母的一块心病，为了能让孩子的身体变得和同龄人一样，不甘放弃的父母又继续打听好医院、好医生，不辞辛劳地四处奔跑。

冬日一个周一的早晨，我正在给病人看病，小刘领着小琳来了。只见她瘦得吓人，皮包骨头，像个病西施，没有一点青春少女的活力。听小琳说她经常感到四肢沉重无力，精神困倦不堪；口甜，平时食欲不振，每天只吃2～3两主食，虽然身高1.65米，但体重却只有50斤。我随后为她做了检查：面色苍白，机体瘦弱，心率60次/分钟，心律不齐，BP80/50mmHg，舌质淡，舌苔厚而滑，脉沉细无力，诊为脾运失职，湿郁中焦。遂用艾灸建里、足三里二穴，以调脾胃，理气机，化积滞，消胀除满，以强体健身。处方：艾灸建里、足三里穴。施术方法：选好适当体位后，涂敷少许蒜汁于穴位上，立即将艾炷置于其上，然后点燃艾炷施灸，当艾火燃到1/2或2/3，患者局部稍感灼痛时，术者用双手掌面在灸穴四周轮回地轻轻拍打，以减轻疼痛，一炷燃尽后，更换艾炷，一般灸3～9炷。艾灸建里穴和足三里穴（隔日一次，五次为一疗程），两个疗程后小琳饮食增加，面色渐渐红润起来；三个疗程后，体重竟然增加了6公斤。小琳的妈妈看着女儿洋溢在脸上的笑容，激动得对我说："娃娃长胖了，气色也好多了。"而小琳坐在我面前，掐掐自己的脸蛋，再掐掐自己的胳膊，看着自己圆润饱满的肌肤，情不自禁地流下了热泪。

望着眼前喜悦如莲的母女俩，我笑着说："小琳胖了，瘦猴子变成了美丽漂亮的大姑娘了！"

【病案分析】 建里穴为任脉经穴，临床上以强健中宫，升阳降逆为主，足三里以补益脾胃，和中降浊为要，二穴合用，一升一降，升降协调，健脾胃，补中气，疗虚损，增食欲，促运化。常用于治疗脾胃虚弱所引起的食欲不振，运化无力，清气下陷之症。

苦不堪言的类风湿性关节炎

年富力强的小亚是电力局电工班的班长，因为职业原因，严冬架外线，酷暑架内线，工作非常辛苦。尤其是在户外作业架外线的时候，在转角杆上一待就是七八个小时，连吃饭、喝水都是吊在杆上完成的。要是碰到在山头上架线，就更是艰苦了，高空作业，危险系数极大，不是风沙袭人就是烈日当头，那滋味真不好受！由于长年风里来，雨里去在恶劣环境下工作，小亚不幸患上了类风湿。

起初他的症状并不明显，两年后，类风湿引起全身关节疼痛，小亚的整条腿都肿了，他的左腿骨严重弯曲变形，腿伸不直，连解手时也蹲不下去了，走路只能挪着走。随着病情的加重，他的双手也都抬不起来，双手开始发黑、变形，干枯得像鸡爪一样可怕。到医院接受检查治疗，类风湿因子为强阳性，心脏窦性心律不齐，浑身疼痛难以忍受，只能靠注射激素，服强地松等止痛。小亚虽然身高1.70米，但体重只有50公斤，可以想象他当时是多么的痛苦，来自心理和身体的双重折磨，让小亚差点垮下去！在西安市五院治疗诊断为类风湿性关节炎。

久病不愈使家里闹起了矛盾，小亚没有办法，他不敢躺下，他怕自己一躺下，就会瘫倒在床上，那样的话，一家人就都得挨饿。自己上有年迈的父母，下有三个年幼的子女，老婆长年身体不好，又没有工作，全家七口人，谁来养活呢？想到这些，他心如刀绞，只能拖着半瘫的身体，硬撑着上班。

三伏天的一个清晨，小亚由家属搀扶着来到我的诊室。患者因为患类风湿双膝关节痛，左下肢大腿肌肉已轻度萎缩，医院X线检查诊断为"类风湿性关节炎"，双膝肿痛，自己不能自由支配下肢，右肘及右侧锁骨痛；左手指关节红肿疼痛，小便黄，大便干结；舌质红，苔黄，脉弦数，血沉60mm/h。

辨证：湿热蕴结筋脉，留注肢节。

治法：祛湿清热，宣痹通络。

处方：水牛角30g，地骨皮30g，云苓皮20g，生石膏30g，威灵仙30g，钩藤20g，地龙12g，蜈蚣2条，银花20g，连翘20g，丹参20g，鸡血藤30g，当归12g，川芎18g，大黄10g，五剂，水煎服，一日一剂。

服上药10剂后，患者关节红、肿、热、痛消失，小便黄，大便干结有所缓解。

处方：制马钱子50g，乌梢蛇150g，地龙150g，乳香150g，没药150g，清风藤300g，丹参500g，败酱草500g，当归300g，木瓜300g。

上十味药共研为细末，装0号胶囊内每日服三次，一次5粒。

经过一年的精心治疗，小亚基本康复；又连续给他使用针灸治疗、穴位埋线。随着病情一天天好转，症状一天天改善，小亚紧锁在脸上的愁云慢慢散开了，他又开始变得活泼健谈了，整个人像脱胎换骨一般地逐渐精神起来。善良的小亚是个热心肠，他经常会利用待诊时间给我家换坏了的灯泡，检修电路，成了我家的朋友。

几年过去了，小亚的病症完全消失了，他又当上了电工班班长，活跃在国家电网的工作岗位上。

温火灼筋举步难，清热利湿肿痛消

王先生，男，60岁，初诊，1998年3月12日。

患者于1995年11月发病，最初全身关节疼痛，双膝关节肿大，曾在市五院住院诊治，检查：类风湿因子阳性，血沉62mm/h，经治疗症状消失。出院后一个月再次复发，双下肢灼热刺痛如闪电一般，尤其在晚间被疼痛折磨得难以入睡。常须抬高下肢和服用止痛药才能减轻。须由其子用架子车拉来就诊。检查：双腮潮红，舌质红，苔黄腻，脉洪大而滑，体温38.5℃。双膝至踝部肿胀，自感灼热。双髋关节活动不灵活，膝反射消失。

辨证： 温火灼筋，稽留筋骨。

治法： 清热利湿，通络止痛。

处方1： 生石膏30g，白鲜皮30g，生苡仁30g，川牛膝30g，双花30g，连翘30g，地骨皮30g，云苓皮30g，水牛角30g，老鹳草30g，炒山甲18g（先煎），5剂，一日一剂，水煎服。

处方2： 透骨草15g，伸筋草5g，桃仁10g，红花10g，白芷15g，乳香15g，没药15g，姜黄15g，威灵仙18g，元胡15g，白鲜皮30g，大黄18g，芒硝30g，5剂，一日一剂，煎汤一盆，先熏后洗双脚。

复诊： 1998年3月19日，双下肢灼热和关节肿痛明显减轻。已能自行走来诊病。足踝及膝关节仍有肿痛。舌红，苔腻，脉滑数。按原方去石膏、连翘、双花加皂角刺12g，蜈蚣两条，以止痛通络，连服3剂。熏洗按原方续用三剂。

三诊：1998年3月25日，患者双下肢发热红肿疼痛已全部消失，舌质淡红，苔薄白，平和而有力，在医院复查抗"O"及血沉已正常。用上方加骨碎补30g，山萸肉18g，再服5剂，水煎服，巩固疗效，随访3年再未复发。

类风湿性关节炎，简称类风湿，是一种以关节疼痛为主的慢性全身性自身免疫性疾病。凡构成关节的各部分组织均可受到侵犯，病理特点为关节腔滑膜炎症，渗液，细胞增殖，肉芽肿形成，软骨及骨组织破坏，最后关节僵直及功能丧失。其主要表现为对称性多发性反复发作型关节炎，手指小关节最易受累。早期或急性发病，关节多呈红、肿、热、痛和功能障碍。晚期可导致关节破坏、强直、畸形，并有骨骼和骨骼肌萎缩。在整个病程中，可伴有发热、贫血、体重减轻和皮下结节等病变，亦可累及全身多个器官。本病为常见病和多发病。好发年龄为20～45岁，女性发病率高于男性，少数患者可造成残疾，使患者完全丧失劳动能力。本病中医属于痹证范畴，与肝肾之虚有密切关系。其病因多为素体阴阳气血不足，风寒湿热之邪乘虚侵袭，以致气血痹阻而发病，在治疗上以宣痹为治则。寒者温之，热者清之，留者去之，虚者补之的原则，使气血通畅，营卫复常，则痹证可逐渐治愈。

他因患慢性骨髓炎已休学一年多

休学一年多的小杜，是西安理工大学的学生，在一次户外爬山活动时不慎摔伤右上肢，回校后就出现右上肢肿痛，寒战，高热伴头痛，口渴引饮，右上肢局部红肿、灼热，白细胞 15000 以上，血沉加快。在其他医院治疗一段时间后，热已退，但患肢剧痛肿胀。X 线拍片示：有明显的骨膜反应，出现骨破坏现象，周围骨萎缩，诊断为急性血源性骨髓炎。在右上肢桡骨远端切开引流，钻孔减压发现骨髓腔有脓性分泌物，用生理盐水冲洗髓腔，局部注入抗生素后将创口缝合，并用橡皮条引流，因小杜当时正上大二，学习任务非常紧，伤口未愈合即回校学习，结果使骨坏死，形成骨脓肿。病灶内脓液随裂隙处流入软组织形成窦道，转为慢性骨髓炎，反复发作，局部破溃，经久不愈。夏季因为腐骨成痈，窦道流脓不断，流出来汤样脓液，腥臭难闻，即休学在家。一个大学高材生，风华正茂，理应乘风破浪，书海翱游时，却得了这个难缠的病，小杜及家人心头像压了一块沉重的铅块！

2002 年"科技卫生三下乡"活动中，我在县门街义诊时遇到了他，当时正值春末夏初，伤口脓液外渗，腥臭难闻。听了小杜的述说我立即让他来医院检查。经检查见右上肢桡骨远端有一 3cm×6cm 的感染灶，内有脓液流出，可见到碎片死骨及骨内空腔，手术吸出脓液，剔除死骨，刮除脓腔壁，切除腐烂肉芽和周围瘢痕组织，使骨腔底和骨壁生成新鲜的出血面。用自制"白降丹"纱条插入髓腔，并用白降丹纱条填塞，外贴胶布封口固定，隔日换药一次，每次换药髓腔周围都有脱落下的坏死组织和死骨，换药半个月后伤口引流管已无渗出，做细菌培养，已为阴性。一个月后拔管，继续用白降丹外敷，三个月后创口愈合。

同时我给小杜开了内服药：血竭 25g，儿茶 25g，乳香 25g，没药 25g，全虫 25g，申姜 100g，大黄 25g，冰片 10g，鹿角胶，25g，雄黄 25g，土鳖虫 25g，骨碎补 30g，枸杞 30g，山萸肉 30g，共研为细末，炼蜜为丸，每丸重 10g，叮嘱他早晚各服一丸，开水送下。

半年后小杜的慢性骨髓炎已痊愈，能够继续上学，重返自己朝思暮想的大学了，他高兴的哭了。

2005 年 7 月，小杜大学顺利毕业，应聘到西安经济开发区，他对自己的工作环境非常满意。看到康复后的小杜精神抖擞，飒爽英姿的模样，我打心眼里替他高兴。

【病案分析】

化脓性骨髓炎是化脓性细菌引起的骨组织感染性疾病，属于中医学附骨疽的范围。其病因多由余毒湿热，或跌打损伤，或风寒湿邪流窜，筋骨营卫不和，血气凝滞，毒邪结聚而成。此病用白降丹纱条外敷拔毒、托脓、祛腐、生肌。内服药活血化瘀，理气止痛，排脓生肌，特别是重用骨碎补、枸杞、山萸肉，补肾壮骨生髓。究其附骨疽之病因，以肾经亏虚为本，邪毒内侵，跌打损伤和风寒湿邪外袭为标，肾藏精而主骨生髓，髓能养骨，肾强则骨坚，故肾气亏损，正气不固为本病内因，抓住内因重用补肾药，是提高疗效的关键。我在临床上用上方内服，用白降丹纱布外敷治愈数十例慢性骨髓炎患者，均获得满意疗效。

哮喘发作苦难言，针药并用祛病魔

春寒料峭，雪飘冰封，刚过完新年，我在家中整理医案，邻居闫大妈带着一位病人来找我："郑医生，我又给您添麻烦了，她是我的一个老姊妹，和我一样得了支气管哮喘病，2 年前我曾劝她和我一起来你这治病，她不相信，还说没听说过光吃中药和针灸就能治好哮喘病的，看到我经过您精心的治疗，哮喘不再复发，她这才相信了，非要我带她上您这儿来，希望您能给她治治。"

闫大妈是一位年近 70 的老人，本县新寨村人。2000 年 9 月中旬，她来找我治病。主诉：患哮喘病已有 13 年，早晨起床咳喘、痰多、痰色白，有泡沫，夜里加重，上楼梯和上坡走路觉得胸闷气急；每年冬季都会发作，发作时口服氨茶碱、博利康尼、喘乐宁气雾剂等，病情可缓解。近2年来病情日渐加重，哮喘频频发作，胸闷气憋，难以平卧，夜寐艰难，常端坐呼吸。

我为其检查：面色紫暗，口唇发绀，呼吸困难，喉中痰鸣。听诊：两肺布满哮鸣音，左肺底部可闻及少量湿性啰音，舌苔黄，脉滑。

中医辨证：痰热蕴肺，肺失宣降。

治法：宣肺清热，化痰定喘。

中药：麻杏石甘汤加减。麻黄10g，杏仁6g，生石膏30g，桔梗10g，前胡12g，瓜蒌18g，清半夏12g，生苡仁15g，黄芩15g，陈皮12g，云苓20g，葶苈子12g，莱菔子12g，水煎服，一日一剂。

地龙注射液穴位封闭：大椎、定喘、足三里、太溪、肺俞，每穴注入1.5mL，隔两日一次，五次为一疗程，治疗一周后，患者自感胸闷，咳喘症状减轻。

听诊：两肺哮鸣音明显减轻，连续治疗2周后，患者精神好，食欲正常，二便正常，咳喘症状基本消失。为巩固疗效，穴位封闭三个疗程，患者咳喘症状完全消失，能从事正常家务劳动。

经过五个疗程的穴位注射治疗，患者哮喘症状完全治愈。2年来再未复发，平常也很少感冒了，她非常高兴，见人就夸："中医就是神奇，既便宜又能治病！"

【病案分析】

支气管哮喘，是一种以嗜酸性粒细胞、肥大细胞反应为主的气道变应性炎症和以气道高反应性为特征的疾病。易感者对此类炎症表现为不同程度的可逆性气道阻塞症状。本病属中医哮证范畴。中医认为其为伏邪内伏于肺复加外感、饮食、情志、劳倦等原因造成痰阻气道所致。发作时以邪实为主，平时以正虚为主，为本虚标实之证。反复发作，根治困难，不知使多少不幸的生命饮恨终生，因其发病率高，病程漫长而复杂，被世界卫生组织列为"四大顽症"之一。西医治疗多以消除病因，控制急性发作为主而治标，而中医辨证施治以穴位注射、穴位埋线、穴位敷贴等疗法治本，对单纯性支气管哮喘，治愈率高达90%以上。笔者用穴位注射、穴位埋线，常用穴位为大椎、定喘、肺俞、脾俞、足三里、合谷、内关、太溪。在三伏应用白芥子研末，生姜汁拌匀调在以上穴位敷贴治疗肺气肿、肺心病和慢性支气管炎也有很好的治疗效果。

土块当作食物吃，父母伤心珠泪落

"她每天都要吃核桃大的一块土，已经吃了15年，郑医生，想办法给她治治吧！"一位年过半百的妈妈领着她的女儿小雪来到我的诊室眼泪巴巴地哀求我。这母女俩住三里镇乡南王村，小雪在两三岁的时候，喜欢偷偷地挖地上的黄土吃，长到五六岁以后，妈妈认为吃黄土是一种坏毛病，教育女儿不要再吃黄土，但小雪老是改不过来。为了这件事情，她曾打过孩子好多次，可是打也没用，骂也没用，不要她吃黄土她就又哭又闹，折腾得全家人都不得安宁。小雪的父母都是没有上过学的农民，他们不懂医学，健康观念极其淡薄，认为孩子吃土只是一种不良的行为，算不上多么严重的事。虽然夫妻俩也为了此事而常常吵架，但谁也没有意识到这是一种病。

为了不让孩子难受哭闹，小雪的父亲就到离村5里多地远的季家寨村的一条深沟里给孩子挖回来一种土，当地农民称之为"坂坂土"，带回来给她吃。因为老辈子祖先传下来一种说法，这种土在遇到荒年的时候可以充饥，这样，小雪吃坂坂土吃到了15岁。眼看着孩子一天天长大，吃土的量也一天天增长，这不能不让父母担心！他们整日忧心忡忡，不知道该怎么办？他们曾多次劝说可小雪就是克制不住自己，后来直接导致不能正常上学，只好在家休学两年。有好心人提醒小雪的父母，孩子这种症状可能是一种病，劝他们把孩子带到医院检查检查，小雪的父母这才意识到问题的严重性，急忙把她带到省医院进行检查。医生说是因为缺锌所致，让小雪吃一段时间的葡萄糖酸锌看看，但一连吃了几个月的葡萄糖酸锌，小雪的病不但没治好，反而更厉害了。已经 15 岁的女孩子看起来却十分矮小，消瘦；皮肤暗黄，精神极差，属典型的贫血、营养不良。肝功检查：总胆红素 3.4μmol/L，直接胆红素 10μmol/L，谷草转氨酶 80μ/L，谷丙转氨酶 100μ/L，总蛋白 50g/L，白蛋白 25g/L，北京某医院专家说：小雪食用土块导致身体对土块中含有的某种物质产生了依赖，身体里可能缺少些物质。于是又开了一大堆西药，一连三年多的中西药治疗，小雪的精神彻底崩溃了，坂坂土每天不吃还是不行，身体也越来越虚弱，小女孩已长成了大姑娘，却因这样一个小毛病，使全家人对此伤透了脑筋，连上海、北京的医院都医治不好这个怪病，还能去哪儿治呢？

在朋友的介绍下小雪的妈妈带着她找到了我。询问病史和做完检查以后，根据她主诉的症状，观其脉象，舌淡苔白，脉细微，皮肤暗黄、面色无华，神疲身倦。按压背部脾俞、胃俞及足三里，压痛阳性，初步诊断为脾虚胃弱，脾胃失和，我决定采用传统的补脾养胃法，调理脾胃，穴位注射：合谷、天枢、足三里，每穴注射参麦注射液 1.5mL，隔 2 日一次，以增补脾胃之气，隔姜灸关元、命门、脾俞、胃俞，以通脉壮阳。第一次治疗 30 分钟后，小雪高兴地连声说道"小腹部暖洋洋的，以前的小腹总是冰凉的，浑身沉重重的，现在不一样了"。第二天早上，小雪的父亲一进门就从包里掏出一沓人民币送给我，我笑着谢绝了，告诉他医生不允许收小费，孩子这种病属于慢性病，需要经过一段时间的系统治疗才能治愈。根据小雪的症状我为她制定了一套治疗方案，采用参麦注射液穴位注射以健脾养胃，隔姜灸关元、命门、脾俞、胃俞，以通脉活络，调理脾胃。与此同时，我一边帮她治病一边和她进行思想沟通，并向她介绍古代名人和现实中的励志故事，以增强她和困难做斗争的勇气，解除她对自己的不良嗜好感到的痛苦和无能为力，促进其自知和自持能力，增强克服困难的勇气。从而使她认识到良好的生活方式和身体健康的因果关系，使她逐渐和以前的不良生活习惯脱节。

2个多月后小雪的嗜土证彻底治好了，她的父母非常高兴。小雪呢，神采飞扬，面如粉桃，脸上洋溢笑容，与治疗前判若两人。自述食欲正常，已重返校园，半年后随访未再复发。

截瘫患者能走路了

至今回想起来，依然是记忆犹新。那还是80年代的中期，一天门诊有一位从新疆来的卧床患者，看上去不到30岁，骨瘦如柴的脸上闪着泪花，他躺在床上双下肢不能活动，其痛苦的表情已将那英俊的面貌扭曲到变形。这位截瘫的年轻患者是渭南市人，70年代初毕业于陕西工业大学农田水利系，毕业后支边到新疆和田县的水工队任水利工程师，在一次涵洞工程现场被塌方的石块砸伤腰部，经查右肩胛骨粉碎性骨折，右4、5肋骨折，腰2、腰3压缩性骨折，当时昏迷，经抢救后住院治疗半年，骨折愈合，出院后，遗留双下肢活动障碍，患者先后辗转北京、上海、西安等各地医院。因为外伤损害了脊髓和马尾神经（脊髓损伤平面以下）导致双下肢瘫痪，活动障碍，二便失调。患者自述上海、北京、西安等大医院均诊断为截瘫，在上海某医院针灸医师曾经扎过一个多月的针，没有一点效果，家属和病人精神压力越来越大。在西安几所医院治疗无效后，他们怀着最后的一线希望来到了蓝田。

说实话，我虽得师傅真传，采用方氏头皮针治好了很多病人，但当时听到这位患者的病情时，还是不由自主地倒吸了一口凉气，瘫痪在床3年多的病人，跑了几个大城市的医院，却丝毫都没有希望，我能给他们带来曙光吗？可看到患者眼里充满了忧愁，他的家人、亲戚、朋友眼睛里充满了期望，我只能决定试一试。检查时，患者精神极差，面色萎黄，神清，舌淡红，苔薄白，脉沉细，BP90/60mmHg，双下肢瘫痪，肌肉萎缩，食纳差，睡眠不安，尿潴留，大便干结。双下肢肌力为0级，腰方肌肌力2级，痛触觉腰1以下消失，腹壁、提睾、膝腱、跟腱反射消失，左半边髋部肌肉血运瘀滞，尾骶部组织溃烂4cm×3cm，皮肤化脓，形成褥疮。我决定双管齐下，用中药、针灸同时治疗截瘫，并立即着手治疗褥疮。患者褥疮疮面溢满脓液，疮面四周皮肤紫黑，压之无痛觉，清洗褥疮过程中竟然发现里边有蠕动的小虫（因为瘫痪时间长了，受压的肌肉溃烂化脓，难闻的气味引来苍蝇叮咬，伤口腐烂，形成溃烂化脓生蛆）。我用小镊子一点点地将蠕动的小蛆从疮面里夹出，再把腐烂组织清洗干净，随后用自制的"白降丹"纱条塞进溃烂生蛆的瘘洞里，然后用消过毒的纱布覆盖，隔日换药1次。

两个疗程以后，患者褥疮面积缩小而且长出了新鲜肉芽，已经发紫的皮肤渐渐变红。根据病情发展情况，我又在周围紫暗愈合的疮口周围运用白降丹划点疗法（用小刀划破皮肤将白降丹药面撒在伤口上以祛瘀生新），这样用了将近两个月时间的治疗，年轻工程师的褥疮终于治愈了。

患者的双下肢仍然软弱无力，经过深思我认为他的截瘫是因为外伤损伤了脊髓和马尾神经（脊髓损伤平面以下），所以导致肢体感觉运动功能完全丧失，且二便功能障碍。根据恩师"截瘫独取督脉"的教导（他认为截瘫就是中医的督脉损伤），我决定治疗此例截瘫着眼治疗整体，并开阔思路，围绕督脉进行全面的治疗。恩师常说：针灸治疗截瘫，并非"一针一得"所能胜任，而是要调动全身十二经脉、奇经八脉以及所属的脏腑的机能，才有可能医治好损伤，恢复和改善机体的机能状态。

首先用通督活血汤：杜仲 30g，黄芪 120g，赤芍 12g，地龙 12g，水蛭 6g，桃仁 10g，红花 10g，穿山甲 6g，枸杞 12g，山萸肉 20g，熟地 18g，云苓 12g，骨碎补 30g，甘草 10g，以通督活血，荣养筋脉。每日一剂，水煎服，七日为一疗程。

针刺处方：①方氏头针：伏象腰部、双下肢；倒象下部、运平、足运感区。②百会、风府、大椎、陶道、身柱、神道、至阳、筋缩、脊中、悬枢、命门、阳关、长强。③八髎、环跳、承扶、殷门、昆仑、委中、承山、涌泉。④气冲、髀关、伏兔、犊鼻、足三里、上巨墟、下巨墟、解溪、陷谷、内庭、三阴交。⑤带脉、居髎、风市、阳陵泉、阳交、光明、悬钟、丘墟、足临泣、太冲。以上五套组方，交替使用。针刺用补法治疗。

中药、针灸治疗一月后，患者在家属搀扶下可以扶拐靠墙站立。针刺选处方①、处方②、处方④加中脘、气海、关元艾灸，每次 30 分钟，2 个月后患者扶双拐在家属保护下能够慢慢行走。

治疗第三个月服中药 90 剂后患者能扶单拐自己行走，腰以下感觉恢复，下肢萎缩的肌肉较前丰满，小便能控制，大便可以自排。半年后，患者可扶单拐行走，为了巩固疗效，继续针刺 2 月，患者痊愈，生活可以自理。他终于逃脱了截肢的厄运。

夏天不离棉袄的张书记

7 月份的西安，人称"火炉"，烈日炎炎，天热的发狂，太阳出来后，地上像着了火似的，炙烤得人喘不过气来。住在城市里的人们都躲在有风扇的房里轻易不敢出来，乡下有凉窖的人也钻进窖里避暑，娃娃们和年轻点的人泡在河里根本不想出来。但县饮食公司的张书记却仍穿着厚厚的棉袄忙碌着。难道这位张书记是个超人，不怕酷热？

说来你可能不会相信，张书记的确不怕酷热，但他不是什么超人，而是得了一种害冷的病，医学上称之为"畏寒症"。今年50多岁的张书记是本县李后乡人，中等身材，面容清瘦。自诉患畏寒症已有十余年，一年四季都感觉冷，现正当盛暑，我们穿着短袖衫、短裤都浑身冒汗，他却整个人从头到脚都感觉冰冷，尤其肩部和背部更是冷得厉害，夏天睡觉要盖厚被子，不然就冷得睡不着觉。

得了这种怪病，张书记很是烦恼，他去西安医院看病，经检查：体温正常，心电图、血液、尿、粪、肝脾检查正常，饮食二便均正常。医院按植物神经功能紊乱给他治疗，先后让他服用了谷维素、维生素A、维生素 B_1、维生素 E 等药，治疗半年后一点效果都没有。无奈，张书记只得去找当地一名很有声望的中医大夫治疗。中医认为该病属阳气不足，给予大剂量补气药，近百剂汤药服用以后，张书记的病症却没有一点好转。实在没有办法，张书记就自找了药方：熟附子15g，干姜9g，炙甘草6g。结果吃了三十几付，还是一丝效果都没有。后来家人又陪他去西安中医研究所，研究所的医生让他服用了"金匮肾气汤"50付，同时又服用了金匮肾气丸50多瓶，效果还是不佳。"畏寒症"就像一个可恶的魔鬼一样折磨得张书记痛苦万分，在想尽了法子还是治疗无望的情况下，张书记只得春夏秋冬都穿着棉袄度过。

1970 年的夏季，热浪滚滚，张书记去渭南专署汇报工作，在别人都穿着短袖衫、短裤，摇着蒲扇得淋漓大汗的情况下，他却披着黑棉袄，穿着整齐的中山服，被门房看大门的老头误以为是神经病人挡在大门外。他好说歹说，给人家解释了大半天，人家就是不让他进去，没有办法张书记只能在外面大街上遛马路，等到下班他才找到地区商业局长家里当面汇报。说来也凑巧，一次我和卫生局长出差，同乘一辆车，俩人一起聊侃时，他就把张书记的病情告诉了我，并介绍张书记来我这里看病治疗。我接诊时患者六脉沉细无力，舌质淡，苔白，详询病情后，方知张书记于60年代初，大病一场，因失于调理，加之工作压力太大，经常处在紧张、极度劳累的精神状态之中。面前的他，形体消瘦如柴，头发枯槁如衰草，眼光昏暗无神，面部淡白无华，气短懒言，皮毛不泽，精神极度疲惫。据张书记自述：记忆力减退，经常头晕眼花，心悸怕冷。

辨证：精血亏损，肾阳虚弱。

治法：温肾壮阳，补益气血。

处方1：熟地18g，枸杞子30g，制川乌10g，小茴香10g，太子参15g，白术15g，陈皮10g，当归12g，黄芪120g，丹皮10g，云苓10g，骨碎补10g，山药15g，山萸肉40g，炮天雄15g，红花10g，桃仁10g，水煎服，一日一剂。

处方2：肉桂天麻炖肥母鸡，每次用肉桂30g，天麻60g，老肥母鸡一只，加清水适量，放锅内炖熟，饮汤吃鸡。

处方3：艾灸足三里，每日一次，每次30分钟。

服处方1十剂，肉桂天麻炖鸡汤4剂，精神转佳，胃纳馨香，诸证略有好转。张书记服药有效，心悦诚服，服处方140剂，服肉桂天麻炖鸡汤30剂，诸症遂告痊愈，脱掉了棉袄，旧貌换新颜，精神充沛。

1986年3月随访，患者面色红润，精神充沛，语声有力，目光炯炯，发黑如炭；问其食欲、睡眠如何，答曰：都很好！

阳春三月，正是莺歌燕舞，柳丝飞扬的美好光景，张书记身穿一套蓝色运动服，于晨曦初露之时，正精神抖擞地在向阳路上跑步，迎接新的一天！

婚后不育十二年，喜得贵子

40岁的小王，是一位汽车修理工，为人老实本分，勤劳肯吃苦；妻子聪颖精明，在县城开了一家玉石店，小两口十分恩爱，夫唱妇随，日子过得红红火火。唯一让他们觉得美中不足的是，两人结婚已经12年了，至今还没有一个孩子，让人感到很遗憾。

妻子久久怀不上孩子，这可急坏了夫妻俩，他们去西安大医院进行检查，医生说妻子的输卵管造影双侧输卵管梗阻，小王的精子数量少，成活率低，有死精现象。

面对这突如其来的打击，夫妻俩痛苦万分，欲哭无泪。他们多么希望能生一个可爱的宝宝啊！对于孩子的渴望支撑着夫妻俩继续治疗的信念，俩人静下心来慢慢商议，决定就是砸锅卖铁也要想办法治好病。于是夫妻俩从此就踏上了漫漫的求医路，先后去了省、市妇幼保健医院和其他各个大小医院，家里的积蓄花光了，夫妻二人就向亲戚朋友借钱看病。然而12年过去了，他们的病并未见好转，眼看着夫妻俩想要生个孩子的美梦就要破灭了，他们真不甘心啊！

一个早春的上午，阳光明媚，我整理完一些医学材料，打开窗户，正在享受大好的春光。这时，小王夫妻来了。他们坐在我的办公室里不停地抹眼泪，我询问病情，小王的妻子哭得跟泪人一样："郑医生，求您救救我们吧！我俩人不能生育，得了这该死的病已经有12年了，好不容易攒钱买下120平方米的楼房，为看病把楼房也卖了，但吃药多年也不见病好。我的小肚子一直痛，月经不调已经有五年了，腰酸痛得难以直起，娃怀不上，病越治越重。"小王在一旁也难过地告诉我说：他开始是阳事不举，有时滑精，小便后有白浊，腰以下怕凉，常头晕心悸，气短乏力，健忘失眠。西安医科大学附属医院诊断为"性腺功能失常性不育症"，只要久坐一会儿腰就痛得厉害。

看着哭成一团的夫妻俩，我的眼睛不禁也湿了。责任心、同情心、使命感驱使着我，使我不得不为之动容。我流着热泪拍了一下桌子对他们说："你们尽管放宽心，我相信中医中药一定能治好你们的病，我会尽全力的。"我的一番话给夫妻俩带来了希望，他们拉着我的手激动地不知道说什么好。我详细地看了小王在西安等地检查的情况：精子总数5200万，70%是死精，部分畸形，诊断为性腺功能失常性不育症；观小王体形，稍胖，颜面青黄无光泽，精神差；舌淡苔薄白，把脉沉细无力，尺脉沉迟。

症属命门火衰，精气不足，治疗以温补命门，益肾填精为法。

处方：锁阳12g，巴戟10g，淫羊藿15g，熟地18g，山萸肉30g，枸杞子25g，山药12g，泽泻10g，肉苁蓉30g，菟丝子30g，羊睾丸1付，五剂，水煎服，一日一剂。

2000年5月15日，连续服药50剂后，小王精神振作，体力恢复，自觉阴茎勃起有力，已可过正常夫妻生活。滑精情况基本消失，头晕失眠情况好转，遂按原方加鹿茸6g，嘱小王继服20剂。

6月10日，复查精液，精子总数已达到1亿3千万，成活率90%，患者精神愉快。

小王的妻子月经不调已达五年，每50～60天来一次，且持续5日，经量少，有血块，小腹胀痛、下坠、腰困；观其舌质暗，苔白。检查：抗精子抗体阳性，抗心磷脂抗体阳性，更为严重的是有输卵管梗阻。脉、舌、证均系一派虚证，中医的虚证就是机体免疫功能低下。免疫功能低下不孕，80年代以后引起了人们的普遍关注，生殖道的免疫反应是极其复杂的，不论卵子、精子、受精卵、性激素、促性腺激素以至精浆，都有一定的抗原性可导致免疫反应，造成不孕。通过临床观察我认为免疫不孕多因肾阴不足，血黏成瘀，虚火内热，瘀血内停，湿热之邪相焦灼而消灼肾阴，致冲任不得相资，难于受孕，先应用扶正中药提高机体细胞的免疫功能，以促进免疫屏障的修复，增加免疫机能的稳定性。对于输卵管梗阻的病情，我采用中药调理法，既考虑月经周期中卵巢的周期性变化，也顺应体内的阴阳消长分期用药，以改变输卵管的排卵障碍。

处方：熟地 20g，山萸肉 12g，山药 12g，川芎 10g，丹皮 9g，云苓 9g，泽泻 9g，赤芍 10g，牛膝 15g，益母草 30g，白芍 15g，首乌 15g，黄芩 15g，女贞子 30g，旱莲草 15g，莪术 10g，鸡血藤 10g，五剂，水煎服，一日一剂。

经过 60 多剂中药的调理，小王妻子月经变为 28 ～ 30 天一次，少腹胀痛下坠、腰困等情况消失。后减女贞子，加益气固表，提高免疫功能的防风、黄芪、白术，先后治疗五个疗程，服中药 65 剂，经输卵管造影，双侧输卵管通畅，月经正常，排卵正常，抗精子抗体、抗卵巢抗体、抗心磷脂抗体均转为阴性。

经过半年的治疗，小夫妻俩的病情大有好转，妻子的腰不痛了，丈夫的死精状况已经消失，精子成活率提高了，数量也多了。

初秋，红光满面的小王和清爽亮丽的妻子欣喜地对我说："郑医生，你真是我们的恩人，我们的病终于治好了，能过正常的夫妻生活了，我们的生活有希望了，太感谢您了！"2005 年元旦，得悉小王的妻子红玉怀孕已 6 个月，我高兴极了！ 2009 年春节，小王夫妇带着他们的小宝贝来到我家报喜，看到天真可爱，活崩乱跳的小宝贝，我流下了幸福的热泪……

"脓血便"患者的苦恼

22 岁的小曲是一个青春干练的帅小伙，刚从西北大学毕业，经过严格的公务员考试，成功地考上了阎良区的公务员，全家人高兴万分，同族的人和周围的亲戚朋友们也都前来庆贺。但是半年后小曲却突然回到了蓝田，而且一病不起，这可把父母急坏了！

原来小曲到阎良区某镇上班后因为工作紧张繁忙而忽略了平日的饮食，刚去不到2周就出现腹痛、腹泻现象。当时他并没有引起重视，觉得自己年轻，身体素质好，吃些止泻消炎药就好了。谁知吃了药一点也不见好转，每次吃饭后不到两个小时即出现腹胀、脐周不适等症状，继而开始腹泻，而且愈来愈严重。在当地医院看了好几次都没有好转，后来实在撑不住了，只好到西安的大医院治疗，但病情丝毫未有转机。

小曲的身体越来越糟，原来清瘦的脸庞如刀刻一般的更加消瘦，眼睛深深地陷了下去，脸色青而泛黄，几个月下来体重从原来的68公斤下降到50公斤，父母愁得整日寝食难安。他们带着小曲到西京医院接受检查治疗，医院经过各项化验和各种检查，最后诊断为溃疡性结肠炎，建议住院做部分结肠切除手术。然而术后住院一个月，腹泻并未见减轻，小曲每天早晨起床后必腹泻数次，便前腹痛，且第一次大便可见有粪便，其中夹杂大量黏液，第二次大便即全为白色黏液便，同时伴有食欲减退，食后不化，神疲无力，内热口干现象，服中西药均无效果。小曲无奈，又去交大一附院做肠镜检查，诊断为慢性非特异性溃疡性结肠炎，先后又用过很多中药，其种类包括清热化湿、健脾温肾、调和肝脾、温阳止泻等，但均无明显效果。

小曲的父母为了儿子的病多处寻医问方，求神拜佛。2002年春季"学雷锋运动月"卫生系统进行临街义诊，他们带着小曲来找我诊断。患者形瘦骨立，精神极其疲倦，舌质红，舌体胖，舌尖及舌中苔薄，舌根滑腻，脉细弦数。大便常规检查脓细胞（+++）、白细胞（++）、黏液（+++），我认为此病系脾肾阳虚，久泻伤阴；治以健脾温肾，养胃益土，佐以固涩。遂开处方：炒白术30g，补骨脂30g，五味子20g，豆蔻20g，诃子肉20g，地榆炭15g，石斛15g，乳香6g，没药6g，半枝莲 30g，菟丝子 12g，白花蛇舌草 30g，巴戟肉 12g，甘草 6g，煨木香 12g。服药另用灶心黄土 60g，加水 1000mL，煎 20 分钟，代水煎药。

患者服药三剂后便次与黏液便均有减少，第 10 日大便转黄，饮食渐增；半月后能起床活动，服药一个月后病情大有好转，黏液便基本消失，腹痛也有减轻。以上方为基础，30 剂后以荷叶汤代水煎药，如此加减治疗 2 月，连服药 60 剂，患者大便常规化验正常，顽固的溃疡性结肠炎得以治愈，随访三年，未见复发。

心理治疗是治疗疾病的重要手段

不注重心理治疗的医生，不是优秀的医生，这是我多年医疗实践中的深切体会。一般人都认为医生治病必须用药，这是天经地义、无可置疑的，但我认为这种看法不全面。因为，人是一个极其复杂的生物有机体，也是纷杂社会中的一个分子。人生了病，除了与身体的正常生理状态失去平衡有关外，还与异常的心理状态有密切的关系。社会因素、精神刺激、个体差异，都可以导致发病和影响疾病的治疗。由于单纯的生物因素而损伤导致的疾病，就必须用药物治疗，如果是因为心理因素引起的疾病，单用药物，就不那么灵验了。

中医两千多年前就在医学心理学方面有专门记载，在病因、诊断、治疗方面非常重视心身关系和心理因素的作用。以"天人合一"和"七情六淫"来论述人体与自然界和社会的关系。《素问·举痛论》说："余知百病生于气也。怒则气上，喜则气缓，悲则气消，恐则气下，惊则气乱，思则气结。"《内经》通常以人与自然的关系、人与社会的关系来论述疾病病因，总是天、地、人并提，而其中的"人"字，包括了人与人的关系。如《素问·阴阳应急大论》："中傍人事以养五脏。"即是指出情志致病是疾病发生的主要因素。中国传统医学把"七情"定为疾病的内因,七情指喜,怒,忧,思,悲,恐,惊。情绪急剧波动或长期处于心情不愉快的状态必然影响许多器官或全身的生理功能,生理功能紊乱本身就可以引起病理改变,同时也会加重其他原因引起的疾病或延长其病期。人体是一个有机整体,各个部位无不互相影响,并具有高度的自我调节能力,自动调节受到影响,就会扰乱人体的生物钟。现代医学中的"心身医学"就是专门研究这方面问题的,疾病可以引起心理负担,而心理负担又会影响患者康复,这样就可能形成一种恶性循环。在医疗实践中应充分发挥病人的积极性,解除病人心理包袱。人是有感情的,要用理智来调节感情,让理智成为调节感情的主人,而不做感情的奴隶。在治疗方法中,中医不仅用开导和暗示等心理疗法治疗疾病,更重要的是总结出了以情胜情的理论。《素问·阴阳应象大论》中指出"怒伤肝,悲胜怒""喜伤心,悲胜喜""思伤脾,怒胜思""忧伤肺,喜胜忧""恐伤肾,思胜恐"。这一伟大的治疗思想来指导我们中医的临床实践,且每获良效。

1982年,我的一位姓王的同学,是某局业务科的老科长,因未当上局长整日闷闷不乐,沉默寡言,常无故叹气,夜不能寐,服奋乃静、安坦等药物,病情有所好转,但入寐后恶梦不断,有时从睡梦中哭醒;在市精神卫生中心诊断为抑郁性精神病,经许多医生治疗,就是不见好转。其爱人邀我为同学治病。根据《素问·阴阳应象大论》中指出的"怒胜思"的治疗方法,设计和导演了一场闹剧:

星期六晚上王科长刚回家,老婆就大骂了他一场:"你整天日有所思夜有所梦,野婆娘快把你的房子拥满了,我整天在家给你管孩子,干家务,孝敬你爸你妈,还要下地收种庄稼,苦受尽了,养活了你个大活宝,吃喝嫖赌无恶不作,还养个野婆娘,我要给你爸告状,要和你离婚。"闹完后还砸了家中仅有的一口锅,并带着孩子回了娘家。

这一闹,折腾得王科长回到单位,气还没消,老婆又闹到单位。

一怒之下，王科长把老婆告到法院民事庭，要和老婆离婚。适逢民庭庭长与我和王科长都是同班同学，又不轻不重地把王科长奚落了一场，说他是当代的"陈世美"，王科长告状不成，又挨了庭长一顿骂，有冤没处伸，气得咬牙切齿，骂庭长是个"浆子官"，亵渎法律无视法规。又来找我，我说："现阶段，当官的养情人这是时尚，家里红旗不倒外面彩旗飘扬是你们当官人的专利，你没有野婆娘才是怪事。"王科长气得再也按捺不住心中的怒火，像疯子一样指着我的鼻子破口大骂，骂完后就嚎啕大哭！

这样一来二去时间又过去了半个月，亲戚同事无一人向王科长说好话，他婚没离成，又闹了三个大红脸，他越想越生气，自己好好地被人冤枉数落，真是窝火！为消心中怒怨，他站在自家院中把曾经所有指责过自己的亲戚朋友、同事同学骂了两个多小时，才算解气！

两三个月过后，王科长的病奇迹般地好了。病愈后他仍怒气未消，回家找老婆闹事，我看此时时机已到，就上门负荆请罪，向王科长当面说出了事情的真相：为治好他的忧郁症，大家故意上演了一场恶作剧，为的是让他一泄心中的郁气，打开心结。为了赔罪，我在玉壶酒馆宴请王科长夫妇，并约了几位老同学相聚。几杯曲酒下肚，烦心事尽推脑后。

【病案分析】 用激发病人怒气作为医疗手段，取得了很好的疗效。王某医案是中医情志治病的典型范例，这一范例是我在心理疗法上谱写的一曲凯歌。可见，情志可致病，亦可疗病，运用得当，可以收到意想不到的效果。

心理疗法治好了精神分裂症

记得是 1980 年深秋，表弟来找我，说他父亲的病弄得他倾家荡产，家无宁日。提起表叔这个病我是清楚的，此事还得从头说起。

1966 年正值"文革"，表叔家被蒙冤扣上了"地主分子"帽子，表叔被定为了五类分子，时常被拉出去游街批斗，他的三个儿子也成了黑五类子弟。表叔一家生不如死，沉重的精神枷锁和无望的生活困境，使得一家人陷入了深深的绝望之中。

1979 年，春回大地，万象更新，表叔一家的冤案得到昭雪，被摘下了地主分子帽子，三个儿子也拨云见了青天。1980 年盛夏的一个午后，表叔摇着蒲扇，哼着小调，在门前皂角树下乘凉，二儿子跑来告诉他：高考发榜后自己被西安交通大学录取。这接踵而来的喜事使表叔高兴万分，连声大笑，随后竟然每天笑声不停，不能自已，精神错乱，语无伦次，成了"狂笑病"。这病竟然两月不愈。经很多医生诊治均无效果，西安、洛阳等精神病院诊断为精神分裂症，虽然服了很多药，但基本没有效果，时间长了，表叔成了村里人眼中的疯子，整天披头散发，蓬头垢面，狂笑不止。酷热的夏天穿着个大棉袄，赤着双脚，他前边走，后面跟着一群戏弄他的孩童，整日里哈哈大笑，满口念叨不停。在诸药治疗无效的情况下，表弟来找我商量治疗办法。

夜未央，我躺在床上辗转反侧，难以入眠。想着表叔的病，回想起心痛的往事，不禁泪如泉涌：可怜的老人，吃尽了苦头，历尽人间沧桑。好不容易"四人帮"被粉碎，老人过上了新生活，大儿子当上了乡政府干部，二儿子又考上了名牌大学。这突如其来的变化竟使得表叔高兴过度，心里一时难以适从，导致痰火上扰，心窍开张，致脏腑功能失调和阴阳失去平秘，进而导致痰结而邪蒙心窍，不可复合。

细细想来，表叔的病属于中医的"喜伤心"，是中医"喜极而狂"的典型病例。家喻户晓的历史故事"范进中举"中的范进就属于此类病，范进中举后喜极而狂，后来被老丈人胡屠夫一个耳光打醒了。现在表叔和范进一样，也得了心因性精神病。于是我翻开了中医参考书籍，看到《冷庐医话》中记载着这样一个医案：明末有一个读书人中了举，高兴过度，便精神失常，终日狂笑不已。请高邮名医袁体庵治疗，袁氏诊毕，便对患者大笑道："你的病不可治了，最多还能活十天功夫，赶快回家去吧！"说完又写了一封信让患者本人带给镇江姓何的医生，到镇江后，他把书信交上，何拆开一看，上面写道："某公喜极而狂，喜则心窍开张不可复合，非药石之所能治，故以危言惧之之死，令其忧愁抑郁，则心窍闭，至镇江当愈矣。"果然这位进士回到家病就好了。看到这一例古代前贤医案，使我茅塞顿开，可见情志可致病，亦可治病，运用得当，可以收获意想不到的疗效。东方亮出了鱼肚白色，我毅然为表叔定下了治疗方案。

翌日，我和大表弟商量上演了一出戏。我们按照既定方案，如此这般安排起来。中午大表弟穿上过去在家务农的衣服，担起了尿桶，连续一周都在责任田劳作，表叔看到后，大表弟故意面露苦色地告诉表叔，他因男女关系，贪污公款被开除了，没了工资，现在也没了公职，媳妇不给吃饭，要到表叔家吃饭。过了几天表婶又接到电报，二表弟在西安因打人被逮捕了。中午表叔回家吃饭，白水煮树叶，一锅汤看不见一个米粒，一家三人吃饭，大眼对小眼，都端着一碗咽不下去的槐树叶子，表叔吃不下饭，嘟囔了两句，表婶从灶火旮旯拿了个火棍，骑在表叔身上狠狠地又是一顿饱打，表叔从地上爬起来时，脸被抠破了几道渠，血顺着脖子流到前襟，裤子被扯烂了，露出了屁股。老婆、儿子都跑了，又没脸去找儿媳妇，表叔就像一头受了伤的老虎一样在家里吼叫着；眼急红了，嗓子眼干得冒火，心口像炸弹一样要爆炸，爬在酸菜缸里喝了一肚子酸菜水，呕吐了满满一洗脸盆子带血的脓痰，躺在床上不吃不喝。紧接着我就对他进行了打针补液的治疗，三天后表叔醒了，那种发狂的傻笑没有了，人也瘦多了，眼睛深深地陷了下去，远远看去像两个黑窟窿，看人痴呆呆的，摸着表叔六脉已平和，望舌淡红无苔，原来所得之痰火蒙闭清窍症已解除，根据脉象、舌苔开了五剂养心健脾，益气化痰中药。

处方：党参 30g，桃仁 12g，红花 10g，白术 20g，黄芪 30g，当归 15g，木香 10g，半夏 10g，陈皮 10g，云苓 15g，远志 15g，麦冬 15g，甘草 12g。

服了五剂，表叔自动起床，癫狂病奇迹般地好了。《素问·阴阳应象大论》里指出的"悲胜怒"的指导思想治好了表叔的病。在这例医案中，我再一次践行了舅父为我制定的医德准则"人命至重，有贵千金，一方济之，德喻于此"。急病人所急，痛病人所痛，不计得失，不惧艰险的品德。

抽胸水的钱先生脸上有了笑容

钱总是一家加油站的总经理，福建人。他事业有成，穿着讲究，总是给人一种干练洒脱，年轻有为的印象。近来不知为什么，钱先生心事重重，思想负担很重，后来朋友问起，他才说了实情。原来钱经理的肺部出了毛病。本来身体很健康，因为经常应酬，每天要抽2盒芙蓉王，基本三天两头醉酒，近一个月来每走100多米或上楼梯到二层楼时便觉得气喘明显，伴有心慌。到县医院检查，肺部听诊发现双肺下部呼吸音明显减低，胸片显示两侧胸腔中量积液，医院初步认为钱总是结核病，建议去西安结核病院治疗。到结核病院住院检查，医生即按结核治疗，但胸腔穿刺抽胸水化验未发现结核肿瘤及炎性细胞，胸水涂片结核菌为阴性，结核菌培养也为阴性，胸水抽完后，钱先生立即觉得舒服了很多，但几天后照旧气喘，检查发现胸水又和以前一样多了，医生经过考虑：①可能是结核还未得到控制。②这种情况考虑是否有肿瘤。经过胸部CT检查，排除了肺部占位性病变，同时钱总临床上又没有咳痰、发热、胸痛、咳血、消瘦、乏力、刺激性咳嗽等情况。经过进一步检查，医院为他排除了肺结核和肿瘤的可能，但心脏彩超检查发现钱总心脏结构发生明显扩大，心室壁变薄，心脏收缩功能明显减低，同时见其颈动脉搏动增强，心率每分钟90次，心脏见三尖瓣关闭不全的反流性杂音，结核病医院最后诊断为：慢性心功能不全导致心力衰竭。经过住院治疗，心衰虽然明显得到纠正，但胸水问题始终未得到解决，钱总必须每周抽一次胸水，心功能不全引起的胸腔积液使他痛不欲生。

2009年春，钱总来到我的诊室，自诉：心慌气短，咳嗽气逆，胸部胀满，两胁疼痛；晚上不能平卧，头昏眩晕，食欲减退，精神欠佳。检查面部苍黄浮肿，两颊及口唇暗紫，下肢肿胀，脉结带、沉弦，舌质暗，苔白滑，舌体胖。

辨证：面浮肢肿为肾阳亏虚，阳不化气。两胁为阴阳气机升降之道，水流胁间，络道被阻，气机阻塞，升降失常，故胁痛；水饮上迫于肺，故胸痛而咳嗽气急，不得平卧；水结于里，故苔白而脉弦，证属饮邪内停，脾气不运，清阳不升，水饮内生，上凌于心。

治宜温中健脾，助阳化气，攻遂水饮，兼益气养心，遂用苓桂术甘汤合十枣汤。

处方：云苓15g，党参30g，柏子仁15g，丹参20g，桂枝15g，陈皮15g，白术30g，甘遂0.5g，大戟0.5g，大枣10枚，芫花0.5g，炙甘草10g，煎服，五剂，一日一剂。

3月12日，患者气短心慌好转，饮食增加，两胁疼痛减轻，可以平卧；小便频繁，脉结代弦细，舌淡苔薄白，舌体略胖，嘱按原方继服 5 剂。

3月18日，患者面部浮肿明显消除，咳嗽气逆、两胁疼痛基本消失，下肢肿胀消除，行动时及劳累后仍有气短、心慌。但胃脘胀满减轻，面色好转，唇色暗紫消失，脉舌同前，上方去大戟、芫花、甘遂、大枣，加高丽参 10g，天冬 15g，麦冬 15g，水煎服，服上方 15 剂后去医院检查，胸水已经消失，精神佳，心慌、气短、两胁疼痛基本消失。以上方为基础制成丸药"取丸者缓之"之意五付，每服 15g，一日3 次，服药半年，精神体质好转，胸水再未复发，经医院检查，心功能已恢复代偿。

消炎解毒汤是支原体肺炎的克星

五岁的涛涛刚睡着，就从梦中咳醒，孩子咳得厉害，已经在门诊打吊瓶有一个多星期了，老是不见好。这事还得从半月前说起。半月前，涛涛出现了发热咳嗽等症状，不想吃饭，妈妈以为是感冒，想着只吃点消炎药就行了。因为上班忙，妈妈就按医院处方交代了幼儿园阿姨给涛涛吃点阿莫西林和抗病毒冲剂，可奇怪的是吃了消炎药以后，孩子的咳嗽不但没有治好，反而越来越厉害。一周后涛涛体温突然高热到了 40℃，这一下可急坏了全家，他们把孩子送到医院，被诊断为小儿肺炎支原体感染。医生即给他用上了阿奇霉素点滴，但用药两天后，涛涛出现了剧烈腹痛，恶心呕吐；医生认为这是阿奇霉素引起的不良反应，又给他换上了罗红霉素和红霉素，然而红霉素和罗红霉素的不良反应比阿奇霉素更强。医生告诉涛涛的妈妈在治疗前给孩子适量吃点东西，特别是碱性食物，如面包和苏打饼干，并在静滴罗红霉素的同时静滴维生素 B_6 和能量合剂，但治疗一周后，孩子的发热咳嗽一点不见减轻，而且出现了尿急、尿痛、发热等尿道炎症状。到西京医院经检查认为是解脲支原体所引起的尿道感染和呼吸道炎症，住院后医生给开的药仍然是静滴罗红霉素，但涛涛对罗红霉素的不良反应非常敏感，输液后孩子立即出现剧烈腹痛和咳嗽，身体极度虚弱。面对孩子的特殊体质，此时西京医院医生经过会诊建议用中药或无其他不良反应的纯物理疗法治疗。于是涛涛回到了蓝田，妈妈带着他来找中医治疗。

涛涛就诊时精神极差，阵阵咳嗽，心率116次/分钟，律齐，肺部布满湿啰音；T：40℃，尿频、尿急、尿痛、尿道灼热刺痛；口干、口苦、舌红苔黄干，脉滑数。我认为其病证属小儿湿热证，为卫病入气，气分热盛。舌质红，苔黄干属热入气分，热伤津液，治疗时首以清热解毒泻火，佐以利水渗湿。

方用：柴胡7g，黄芩10g，芦根18g，杏仁10g，野菊花10g，山豆根3g，白茅根15g，板蓝根12g，葛根10g，大黄8g，红花6g，藿香6g，生石膏12g，知母6g，泽泻10g，白花蛇舌草10g，茯苓10g，银花12g，连翘10g，甘草6g，五剂，水煎服，一日一剂。

五剂服后涛涛体温已降至36.5℃，尿频、尿急、尿痛、咳嗽诸症皆已告愈。其母按原方又服五剂，前后共服中汤药10剂，涛涛精神正常，肺部湿啰音已消失，舌红苔薄白，病已告愈。孩子又活泼地回到了幼儿园。

【病案分析】 小儿支原体肺炎主要经过呼吸道传染，其尖端吸附于纤毛上皮细胞受体上分泌毒性物质，损害上皮细胞，使黏膜清除功能异常，且持续时久，导致发热咳嗽，目前这类肺炎大约占小儿肺炎的30%，一年四季均可发病，尤以学龄期儿童多见。支原体是介于细菌和病毒之间的一类微生物，可分为人型支原体、口腔支原体、解脲支原体、肺炎支原体等，能引起泌尿系统感染的是解脲支原体，其可以破坏黏膜部位细胞，放出毒素使尿道出现感染，出现尿急、尿痛等尿道炎症状，在临床上用芦根 15g，山豆根 3g，黄芩 12g，白茅根 15g，葛根 15g，大黄 6g，红花 6g，藿香 10g，银花 12g，连翘 12g，野菊花 18g，定名为"消炎解毒汤"，治疗因支原体感染后用西药疗效不佳者，该方效若桴鼓，药简而功宏，成功病例比比皆是，不胜枚举，当你在临床上遇到支原体感染运用西药效果差，而束手无策时，不妨细心审证，临床试用。

延年益寿的绿色保健食品——荞面饸饹

荞面饸饹是蓝田县的传统名食。蓝田饸饹条细匀长，既柔且韧，色泽金黄光亮，吃起来绵韧温润，若配以芥末调食，更是辛辣呛鼻，清香爽口，使人垂涎欲滴，是本地人宴请亲朋的美食，更是馈赠好友的佳品。因其风味独特，其美誉已风靡大江南北。

荞麦除了能够制作美味的饸饹，其还有很好的保健和医疗价值。荞麦是蓼科一年生草本植物，分苦荞和甜荞两种。《本草纲目》谓其性味甘凉，入肺、脾胃、大肠经，功效清热解毒，清肺化痰，降气宽肠，健脾。煮食可宽肠胃，益气力，清五脏滓秽，磨积滞。现代医学认为，荞麦中富含赖氨酸、维生素 B、微量元素硒及锌等。其蛋白质营养价值指数高达 92（小麦为 59、大米 70）。荞麦中富含大量的叶绿素和芦丁，有激活细胞，软化血管的作用，特别是苦荞对高血脂引起的心脑血管病和高血压病、糖尿病均有很好的预防和治疗作用。

我曾治一老年肝病患者，其患肝病已长达十多年，曾住院多次，诊为慢性肝炎、肝硬化，经多方治疗，时好时坏。我曾为其辨证施治，用药 20 多剂，收效甚微，患者已失去治疗信心，听之任之。患者肝部剧痛，食纳差、困倦无力、全身浮肿、小便不畅、腹胀、喘促，家人已准备后事。一天，在西安上班的女儿来看老人，中午吃饭时，桌子上就特意加了一大盘饸饹，没成想患者看见它后有欲食感，其女儿疼母心切，就将半碗凉饸饹在开水锅中冒热，加入酸辣汤汁，患者喜而食，食后甚舒适。从此天天要求吃饸饹，其子即天天如此早晚给其热饸饹1碗。半月以后，胃口渐开，小便增多，浮肿亦慢慢消除，浑身自觉有力，精神转佳，腹部硬块随之渐消。服食一月后身体各方面都觉得很好，体力渐佳，去医院检查肝功能基本正常。此症由于患者体内湿热蕴结，水滞湿阻，而荞面性凉，有清热解毒，健脾利湿，开胃宽肠之疗效。此后临床上多例肝硬化腹水病人在中西药治疗基础上，辅助荞面作为食疗，多收到了意想不到的显著疗效。

近几年来。随着人民生活水平不断提高，生活方式的改变，人口老龄化以及诊断技术进步，糖尿病成为常见病和多发病，呈逐渐增加的趋势。目前据流行病学资料统计，全世界已有两亿多糖尿病患者，糖尿病也成为我国和发达国家继心血管病和肿瘤疾病之后的第三大非传染性疾病，是威胁人类健康的严重疾病之一。有关资料表明，我国国民的糖尿病患病率约为25%。糖尿病是遗传和环境因素相互作用而引起的代谢综合征。因胰岛素分泌、胰岛素作用或两者同时存在缺陷，引起碳水化合物、蛋白质、脂肪、水和电解质等的代谢紊乱，临床上以慢性或长期高血糖为主要特征。长期糖尿病可引起多个系统、器官的慢性并发症，导致功能障碍和衰竭，成为致残病死的主要原因。

西医治疗糖尿病，在血糖明显升高，糖尿病患者有其他合并症的发生或处于应激状态时，能使血糖快速恢复到正常状态。但糖尿病患者须终生服药。而降血糖西药存在着副作用大，长期服药产生耐药和继发性药物失效的作用，停药后易产生血糖反跳等弊端。在长期的临床实践中我遵循糖尿病常规治疗的三匹马拉车法（锻炼、饮食控制、药物治疗），在药物治疗方面采取中西医结合治疗，饮食疗法采取平衡膳食，掌控热能的摄入，做到食品多样化的食品交换法，使患者吃得少、喝得少，反而不饿不渴有力气。在探讨糖尿病患者膳食时首先想到了营养丰富、含糖量少、清热利湿、清热解毒的荞面饸饹。

国庆期间鹿塬一家企业的厂长前来就诊，患者发病半年：口渴欲饮，饮不解渴，日饮水量达 3000mL，消谷善饥，日主食量超过 1000g，小便频多，日渐消瘦，舌苔黄，脉象弦数，查空腹血糖为 9.6mmol/L、餐后血糖 12.2mmol/L、尿糖（++）、血压 200/90mmHg，西安市第一人民医院已诊断为 2 型糖尿病。中药辨证属肺肾阴伤，胃火内炽型消渴，按照糖尿病治疗原则，控制饮食，有氧锻炼，药物治疗。我即嘱咐患者每日以苦荞面 300g 和荞面做成饸饹加入一定蔬菜，分三次食用，每日有氧锻炼 40 分钟。吃荞面饸饹一月，并坚持锻炼，诸症有减。日饮水量降为 1000mL，小便量明显减少，空腹血糖降为 6.08mmol/L，尿糖（-）。仍嘱患者主食以荞面饸饹为主，辅以其他粗粮，坚持锻炼，三个月后空腹血糖为 4.38mmol/L，尿糖阴性，口渴、多尿、多食症状消失，病情稳定。一年后查糖化血红蛋白 4.5%。现病人仍在食用荞麦食品和进行有氧锻炼。

荞麦面是亦食亦药的保健品，其养生延年益寿的保健作用已被国内外的学者所重视。日本、韩国、新加坡等亚洲国家已经把荞麦奉为上等食品。我们蓝田的荞麦饸饹已经成为古城西安宴会桌上的美味佳肴，西安餐桌上的蓝田文化亮点，希望通过努力，能使蓝田饸饹打入世界食疗保健市场。

堵在咽喉的那口痰为何越治越重

40 岁的老曹，是公安局刑侦科的侦查员。他平日性子急，办事雷厉风行，是单位里的业务骨干，所以常年身处工作一线，吃不定时，睡不安稳。遇上紧急情况，每天工作十多个小时，又是个大烟筒，每天抽两三盒烟，若是遇上疑难案件，更是一天到晚烟不离口。同事因此给他起了个外号——不灭火。

1983 年严打中，局里给他布置了紧急任务，他是几个通宵未眠，当时天气炎热，有时通宵不睡觉，疲劳时，几瓶冰镇啤酒倒是既解渴又提神。这样奋战了十多天。临至任务完成时，老曹觉得身体有些不对劲，老感觉有些东西黏在咽喉里，还有些疼痛，去医务室检查，医生认为是咽喉发炎了，让他服几天抗生素。服了一个星期，咽喉部疼痛倒是没有了，但总是觉得有痰堵在喉咙里，咽又咽不下去，咳又咳不出，反反复复，三天轻两天重。医务室又给他用了一段时间头孢曲松钠，但病情并不见好转，早上起来总要咳嗽一阵，咳出一些白色黏痰，同时伴有恶心干呕。上班时，老曹每隔几分钟就要用力咳嗽几下，清理一下咽喉，时间长了同科室的同事都觉得老曹的咳嗽有些讨厌，但老曹不咳嗽，咽部就发干发痒，异物感和灼热感特别明显。过了一段时间，老曹去医院检查，医生说老曹患有慢性咽喉炎。在医院里又给予抗生素治疗，但经过半个月治疗非但没有效果反而越治越重。后又到县医院五官科找李主任，李主任让他到西安做了纤维喉镜，发现咽部黏膜充血，确诊为慢性咽炎。李主任告诉他，治疗慢性咽炎不是立竿见影的事。后经李主任介绍将其转给我进行治疗。

1986 年 5 月 6 日接诊后，我发现老曹工作特别繁忙，思想长期处于高度紧张状态，因抽烟过多，双手的中指和食指都被烟熏成了黄色。咽部干涩、灼热、刺痛，咳痰不爽，痰黏难除，常常因频频清嗓而恶心不适，难以缓解。查咽喉后壁充血，咽巩膜深红而肿，网状脉络丛集，小丛生云集成块状，咽侧突起成条索状，咽后壁淋巴滤泡增生隆起呈点状相互融合成块，大便干燥，舌质红，苔黄腻脉滑数。

辨证：属虚火喉痹，肺肾阴虚，痰阻血瘀型。

治宜：滋养肺肾，养阴清热，化痰活血，舒利咽窍。

自拟利咽汤投之。处方：天冬 12g，生、熟地各 20g，赤、白芍各 12g，桔梗 3g，射干 9g，瓜蒌皮 10g，元参 10g，石斛 10g，红花 10g，枇杷叶（去毛蜜炙）10g，青果 12g，半夏 10g，茯苓 10g，桃仁 10g，五剂，水煎服。

自拟慢咽喉症丸方。处方：沙参 30g，玄参 18g，麦冬 12g，射干 20g，乌梅 30g，薄荷 20g，花粉 30g，桔梗 20g，甘草 10g，上药研为末，炼蜜为丸，每丸 1g，每次嚼化一丸。一日三次。

同时告诉老曹，治疗慢性咽炎，首先要培养良好的生活习惯，按时作息，心情舒畅，生活规律，不熬夜，饮食清淡，戒除烟酒等不良习惯，尽量避免食用辛辣、油炸食品，多食用一些富含维生素的水果、蔬菜，避免粉尘及有害气体的接触，加强锻炼身体，增加抵抗力。

老曹是个铁骨铮铮的汉子，回家后立马不抽烟了，这烟戒了之后，又连服了 15 剂中药，于 5 月 30 日再来就诊时，发现咽后壁充血情况减轻。疼痛已经解除，痰塞感觉减轻，舌苔薄白。嘱停服中药只给慢咽喉症丸，让其嚼化。9 月下旬老曹前来告诉我，每天嚼化慢咽喉症丸 3 次后发现过去经常堵在咽喉口的那口痰没有了，咽部的异物感消失了，咽喉不再发干发痒了。刷牙时的恶心干呕情况再也没有了。老曹感到很高兴，病人的认可，我很欣慰，我告诉他，治愈的希望很大，要根治还需要我们共同努力。

【病案分析】 慢性咽喉炎为咽部黏膜、黏膜下及淋巴组织的弥漫性炎症，是耳鼻喉科门诊最常见的疾病之一，其发病率占耳鼻喉科疾病的 2%～5%，本病病程很长，症状顽固，病因复杂，短期治疗难见显效，特别是患者咽部挥之不去的异物感长期折磨着患者。这主要因为咽部黏膜的炎症，导致一部分非常黏稠的分泌物附着在咽后壁上，这些黏稠的分泌物不易清除，消除后也会很快再生。有些慢性咽喉炎患者咽喉黏膜和黏膜下的淋巴组织炎症严重，形成一些大的淋巴滤泡。这些黏稠的分泌物和淋巴滤泡是让患者感觉咽喉部有异物感的主要原因。除了咽部的慢性炎症如反流性食管炎外、扁桃体角化症、更年期综合征、植物神经功能失调等也会表现为咽部异物感，有咽部异物感的人群首先应该到医院进行检查，查明病因后进行治疗。

慢性咽喉炎的治疗，除了常规治疗外，还应坚持用野菊花泡水或淡盐水在睡前和饭后含漱，这对咽黏膜有很好的保养作用，平时用金银花、白花蛇舌草、薄荷、胖大海泡茶饮用亦有良好的效果。如大便干燥，咽部干痛者，可服用知柏地黄丸；干咳少痰噙化六神丸。如果不是急性发作，千万不要滥用抗生素，就像老曹的慢性咽喉炎用抗菌素治疗后非但没有治好反而加重了，因为慢性咽喉炎不是细菌感染所致。乱用抗生素更会引起咽喉部正常菌群失调，引起二重感染。

模式化疗法治疗美尼尔氏综合征

众所周知，中医学产生于经验医学时代，为自然哲学医学模式，其特点为"天人合一"的自然观、身心统一的整体观、辨证施治的治疗观，注重整体和七情（心理因素）在致病和治疗中的作用，通过四诊（望闻问切）、八纲辨证（阴阳表里，虚实寒热）来辨治。所以对于疑难杂症多效若桴鼓，但它最大的难点也在这里，不能像西医那样，用标准化模式的方案来治疗同一种病。例如中医治疗咳嗽，必须从虚实寒热和内伤、外感几个方面去考虑，其中外感又分风寒、风热、燥热、风湿、春湿、暑湿、湿温；内伤又分痰湿、痰热、肝火、肺阴亏耗等，在临床上用起药来就更加复杂了。而西医治疗咳嗽通过实验室检查则一目了然，临床用药已有固定的标准和模式。要想让中医发扬光大，摆在我们面前的就是要将浩如烟海，汗牛充栋的中医理论和各家经验，简明扼要地化繁为简，统一模式，统一标准，并将其变化为简单、易学，让普通民众都能够懂得自我运用的实用方式。

我在从医的生涯中用中药和头皮针治愈美尼尔氏综合征患者约数百例，均获良效。近几年，通过临床将美尼尔氏综合征总结出中医几种类型（肝阳上亢、肾精不足、气血亏虚、痰湿中阻），并对患者采用中医模式化疗法治疗（治疗中停用一切西药），最终治愈18例，2例中途停药。临床疗效说明中医治疗疾病完全可采用模式化疗法，其中各证型中的个体差异，可按照相应证型进行模式化随证加减，以下选用几个有代表的病例加以说明。

方名由来： 我用于治疗美尼尔氏综合征的方剂，主要在于平肝潜阳，化痰定眩为治疗目的，故而用"定眩"命名。

定眩汤组方： 仙鹤草100g，钩藤40g（后下），菖蒲15g，菊花10g，麦冬15g，法半夏10g，云苓12g，白术15g，夏枯草15g，生地12g，车前子30g，牛膝15g，珍珠母30g，枸杞子18g，葛根40g，吴茱萸20g，泽泻15g，胆南星10g，焦三仙各15g，甘草10g，合欢皮25g。

用法： 一日一剂，水煎服。

方义解释： 现代医学认为美尼尔氏综合征是由于内耳迷路水肿，平衡失调所致。中医学早在《内经》中就记载有"诸风掉眩，皆属于肝"的论述，同时又强调髓海不足，则脑转耳鸣。历代治眩，先师则以痰饮为主，认为无痰不眩，无火不晕，于是名家各有论述，有"风眩""火眩""虚眩"等不同，但此方对各型病因不同的美尼尔氏综合征在发作后短时间内均能达到症状缓解的作用，使病人恢复常态，临床加减应用，效果更佳，该方已临床应用多年，治愈美尼尔氏综合征近百人。

病例1： 李某，女，36岁，城关中学教师，初诊2014年4月23日，头晕目眩，耳鸣，视物旋转，目不敢睁，睁眼自觉天摇地动，恶心呕吐，不能活动，活动即加重，已发病3天。患者4月20日已感头晕耳鸣，目眩耳闭，不能活动，当时到唐都医院诊断为美尼尔氏综合征，治疗五天无效，来县医院门诊要求我针灸治疗。

检查：患者卧床不能动，舌苔白滑，颜面苍白，皮肤欠温，出冷汗，脉象沉弦，食入即吐，大小便正常，自觉背部如手掌大一块寒冷。患者头晕目眩，耳鸣属清窍不通，背寒如掌大为素有痰饮内留，清阳不升，浊阴不降，舌苔白滑，不欲饮食属寒湿征象。

给定眩汤三剂，重用白术30g，泽泻30g，同时头针双侧晕听区，伏象头部以28号毫针斜刺进针直达骨膜，捻针5分钟后眩晕立止，眼睛已可睁开，自己可以起来走路，自述病已减轻大部分。

4月28日复诊，中药服完患者症状基本消失，针对其仍有的轻度耳鸣，胃脘痞满，四肢无力症状，我用了定眩汤加党参30g，大黄10g，枳实10g，五剂，嘱其水煎服，同时针刺治疗同上。

5月2日复诊，患者症状已完全消失，唯感四肢无力，为巩固疗效按原方继给三剂。

半年后因胃痛来诊，自述美尼尔氏病未再复发。

病例2：栗某，女，46岁，蓝田县普化乡栗家村人。初诊2014年3月12日8时，患者自述眩晕反复发作已三年多，1993年曾在省医院检查，确诊为"美尼尔氏综合征"，同年先后在几家医院进行系统检查治疗，虽然长期服用西药、中药，但在治疗期间仍经常发作；平均每周发作两次，昨晚凌晨又再次发作，眩晕而觉房屋旋转，卧床不敢起床，稍活动即呕吐，呕吐物为黏液样清水，心慌，耳鸣，不能睁眼，睁眼则眩晕发作不能承受，从凌晨2时至今晨8时已持续6小时，不能缓解。

检查：血压110/80mmHg，面色苍白。双眼球可引出Ⅱ°水平震颤，舌质淡，苔薄，脉濡。

辨证：中医眩晕（肝风内动，精血亏虚型）。

治疗：给定眩汤5剂，加黄芩30g，杜仲30g，水煎服，一日一剂，同时头针急刺双侧晕听区和感觉区下 1/3，以 26 号毫针直刺深达骨膜，并沿骨膜斜刺，针刺 10 分钟后，眩晕立止，眼睛可睁开，下床走路。

复诊 2014 年 3 月 18 日，针灸 5 天，中药服 5 剂后，患者口中已不吐黏液和清水，眩晕已经消失，双眼球震颤已经全部消失，夜间睡眠正常，嘱其再服定眩汤 10 剂，3 年后随访再未发作。

病例 3：周女士，50 岁，县政府某局干部，几年来被随时发作的眩晕症困扰着，眩晕发作时，视物旋转，恶心呕吐；睁眼自觉天摇地动，并伴随右侧头部发凉，似有阵阵凉风往头里灌，右额头发胀，整天感觉头闷。在西安某医院诊断位"美尼尔氏综合征"。

检查：面色无华，心悸气短，神疲乏力，舌淡，脉细弱，血压 100/60mmHg。

辨证：中医眩晕（气血亏虚型）。

给予定眩汤五剂，同时头针双侧晕听区，针刺后病人即觉神清目爽。再用定眩汤五剂，服药后视物旋转，恶心呕吐，头胀感觉基本消失，唯心慌气短，神疲乏力，舌淡，脉细弱，仍以定眩汤五剂服之，眩晕完全消失，困扰她多年的眩晕症痊愈了。经颅多普勒检查后认为脑供血不足，继给定眩汤五剂，以予其后。

儿时朋友的斑秃治好了

大陈是我儿时好友。因为头大、屁股大，同窗学友都叫他大陈，童年时我们一起玩耍，情同手足，形影不离。后来他当兵去了青海，一时失去了联系。听村里人说他上了部队的军事学校，又有人说他后来复原到西安军工系统某厂当了高级工程师。

1985 年 7 月 5 日，突然接到他的电报，说要来我家，久别重逢的激动让我不时到楼下等候他的到来。见到他的一瞬间，我不由愣住了，这还是我儿时一起耍大的大陈吗？秃顶，头皮锃亮，头发、眉毛、眼睫毛都已经基本脱完了，整个头部仅后枕部有少量黑发。要知道大陈还不到 40 岁呀。我不由感慨岁月无情，时光是把无情的刀霜剑斧。二十多年了，故友相见，抽烟，喝茶，寒暄后，老伴儿端来了油泼辣子面，吃得他头上冒汗。同时谈起了他这些年的经历：

大陈是单位的骨干，平时工作紧张，压力大，加之爱人突然得了宫颈癌，这突如其来的致命打击，使他通夜失眠，腰疼，腿疼，头晕。从 1984 年初开始发现头部有一小块头发脱落，由一分硬币大小发展成为大片脱落，头皮微黄发痒，最后头发全部脱光，曾自用生姜外搓、红葡萄酒外搓以及服用维生素 B_6、脱氨酸和中药效果均不明显，之后眉毛和眼睫毛也在脱落，烦躁不宁，夜卧不安，噩梦特别多，不思饮食。

一番叙述过后我们俩沉默了片刻。他深深地吸了口烟，抬起头对我说："老兄，就为这，我专门找你来了！"听了他的话，看到他形体瘦弱，精神憔悴，我的心里很难过，同时我也暗暗下决心还他满头黑发，还他一个健康的身体。

于是对他开始了治疗，他面色无华，眉毛和眼睫毛已脱落了，头发基本脱光了，头皮光亮，其间有少许绒毛。枕部残存之毛发稍触即容易脱落。舌苔厚白而滑，舌质淡红，脉细弱无力。而后细审他带来的西安各大医院病历，都诊断为斑秃，经四诊合参，我认为大陈脱发已可诊断为斑秃，脱发与精神因素有关，因长时间精神过度紧张，导致肝肾阴虚，肾水不足，不能上济于肝；肝肾阴虚，不能荣养肌肤，腠理不固，风邪乘虚而入，风盛血燥，发失所养则脱落，肾其荣在发，发为血之余，所以为肝肾阴虚，血不荣发而引起的血虚脱发。

治以：滋补肝肾，养血生发。

方用：补肾养肝汤。处方：熟地 30g，炙首乌 30g，鸡血藤 20g，女贞子 20g，生黄芪 30g，川芎 12g，白芍 15g，天麻 10g，旱莲草 10g，丹参 10g，云苓 12g，龙骨 30g，炒枣仁 40g，羚羊角 15g，桑椹 13g，木瓜 10g，水煎服，一日一剂。

外用药：鲜侧柏叶 50g，75% 酒精 200mL，将鲜侧柏叶放于酒精中浸泡密闭。待半月后开瓶用消毒棉球蘸药液，在脱发处外搽，待药液干后，用手掌轻轻按摩，每日三次，坚持两个月外搽。

《本草纲目》中记载，侧柏叶主治"头发不生""治疗秃发"，味苦涩。入肝、肾、心脾、肺经，养血柔肝。笔者在临床上用其治疗斑秃外搽已数十例，均收到很好疗效。

复诊：1985 年 8 月 28 日，经 40 天治疗，服药 38 剂后，大陈食量日增，睡眠也有所好转，晚上已无噩梦，头皮上可见部分新生的茸毛，见服药有效后，大陈心中也燃起了一丝希望，加之多次和我进行思想交流，思想负担已经解除，因此我在原方基础上加枸杞子 20g，补骨脂 20g，再服 20 剂。

三诊：1985 年 11 月 15 日，再次服药 20 剂后，患者精神愉快，睡眠饮食正常，脱发的地方已大部分长出新发来。且新发由较软的头发逐渐变粗变硬。但仍有腰痛、头晕。腰为肾之府，发为肾之外候，故腰痛头晕，需以滋养肝肾，补血养精。

处方：女贞子 12g，熟地 18g，首乌 20g，菟丝子 15g，五味子 12g，天麻 10g，旱莲草 12g，桑椹子 15g，肉苁蓉 12g，当归 12g，枸杞子 12g，茯苓 12g，山萸肉 15g，补骨脂 15g，水煎服，一日一剂。

元旦期间，大陈再次来到蓝田找我时，已是华发再生，原本脱发的地方已全部长满新发，新生的头发浓密乌黑，色黑而有光泽。大陈精神舒畅，饮食正常，睡眠正常，简直像换了一个人似的。儿时朋友的斑秃终于治愈了。1987 年国庆随访，其脱发再未复发。

【病案分析】斑秃是一种突然发生的局限性斑片状脱发，中医称为"油风"，临床表现为毛发成片脱落，有时有瘙痒感，头皮色白而光亮。目前认为可能与精神过度紧张、劳累等有关，可能存在机体免疫异常的发病机理。在脱发之处毛囊周围发现有淋巴细胞浸润。某些病例伴有自身免疫性疾病，以及循环辅助 T 细胞及抑制 T 细胞的比率异常。也有人认为，斑秃是一种皮肤神经官能性疾病，与中枢神经活动障碍有关。根据笔者的临床观察，斑秃病人往往伴有神经衰弱，失眠，多梦之症状。该病与精神因素尤为密切，思虑过度，情绪波动，突然的精神刺激，惊恐等，可能是发生斑秃的直接原因，精神因素直接影响血管运动中枢，反射性地引起血管收缩功能失调，致头部毛发血液供应缺乏而发病。

中医学认为：毛发的营养源来自于血。固有"发为血之余"之说，血液的盛衰直接影响头发的生长和新陈代谢，血气盛则荣于头发，若血气衰弱，经脉虚弱，不能荣润，故须发脱落。发的营养虽来源于血，但其生长则根于肾，肾主骨生髓，其华在发，《素问·上古天真论》说"女子七岁，肾气盛，齿更发长""男子八岁，肾气实，发长齿更"。这说明发为肾之外候。肝肾同源，肝藏血，精与血又是互生互依，精足则血旺，血旺则精益。临床上观察认为，毛发之生长与脱落，润泽与枯槁，这些都与精、血，以及肾有着密切的关系，遵循古人的经验及现代医学的理论根据，我结合个人临床体会，采用补肾养肝荣发汤治疗斑秃。取得了一定疗效。

补肾养肝荣发汤组成：熟地 20g，鸡血藤 20g，炙首乌 30g，女贞子 20g，生黄芪 30g，川芎 12g，白芍 15g，天麻 10g，旱莲草 10g，丹参 10g，龙骨 30g，枸杞 15g，羚羊角 15g，桑椹 15g，木瓜 12g，麦冬 20g。

上方水煎服，每日一剂。20 天为一疗程，随症加减。失眠，烦躁不安加炒枣仁、龙骨、牡蛎；阴虚者加生地、丹皮；血瘀者加桃仁、红花。

药物功用：补肾养肝荣发汤中，用枸杞、首乌、桑椹、女贞子、熟地，益精血，补肝肾，养阴血；羚羊角、龙骨、牡蛎，镇静潜阳；旱莲草、麦冬、鸡血藤，补血行血；丹参、川芎，活血行气，祛瘀除烦；白芍养血柔肝，使肾气充，阴血足，血络通而毛发生。

外用酒精泡鲜侧柏叶涂搽患部，通过对毛囊进行物理性刺激，促进局部血液循环，扩张皮肤血管，而使头皮毛囊营养充盛，毛发新生。

笔者 1982 ～ 1990 年间，采用上述方法共治疗斑秃 25 例，患者年龄均在 40 ～ 50 岁之间。其中 20 例获得痊愈，疗效满意，病程短，病变部位较小者疗效更佳。此 20 例痊愈者均未见复发。

中药、针灸治疗流行性乙型脑炎后遗症

流行性乙型脑炎（简称乙脑）系由乙脑病毒经蚊子为传播媒介，叮咬易感者后引起的脑炎。该病是以青少年为高发人群的中枢神经系统传染病，患者常留有各种后遗症，常见的是智力损害、痴呆、言语謇塞、吞咽困难、肢体活动困难、拘急、震颤或瘫痪、生活不能自理。该病属疑难重症，病程长，恢复慢。笔者从医 30 多年以来，用中医辨证施治配合针灸治疗 30 例乙型脑炎后遗症，病程最短者 1 个月，最长者 15 年，均伴有不同程度的神智、精神障碍或者瘫痪，治愈率 35%，总有效率为 91%。

典型病例

患者张某，男，26 岁，未婚，省建筑第三公司三处一队工人，因流行性乙型脑炎于 1985 年 8 月 30 日入住西安传染病院。入院时病人体温 40℃，深度昏迷，并出现呼吸衰竭。经西医抢救治疗，遗留神志痴呆、失语、吞咽困难、大小便失禁、喉肌麻痹、四肢瘫痪等后遗症。遍邀境内名医，皆束手无策。历时 7 个月，邀余诊疗。症见形体衰弱，大肉脱失，面色青灰，夭然不泽，神识呆痴，目光晦暗，呼吸低微，失语，烦躁不安，四肢厥冷；血压 80/50mmHg，体温 35.5℃；头项软弱不能竖立，头发干枯不荣；眼窝下陷，耳轮青黑；口开不闭，口角流涎；牙齿松动稀疏，齿根外露，干燥如枯骨；舌胖大，舌质淡，苔白润；吞咽困难，用鼻饲管给药和流食；气喘，喉间痰声辘辘，气管切口处时用电动吸痰器吸痰，吸出痰色白而清稀；腹部柔软，肝脾未及，肌肤失温，肢体不能自己翻动；大小便完全失禁，排出之大便水粪夹杂；双手曲于胸部，阵发性抽搐；六脉细弱欲绝；双下肢冰冷，痿软不用。

证候分析：患者卧床已 7 个月，由于病久，脊椎和臀部遍布褥疮，脓液臭秽，气血津液俱损，筋脉肌肉失荣，肾精被耗，肾阳衰微，不能温养躯体。气血亏损致心肾阳衰，久病耗气耗血，已成奄奄一息之势，阴阳离决之变已在眉睫。《素问·生气通天论》云："阳气者若天与日，失其所则折寿而不彰。"张景岳说："天之大宝，只此一丸红日；人之大宝，只此一息真阳。"由于心肾阳衰，神失所养，精血不能相互滋生，而致一派衰弱之象。

辨证：气阴两伤、阳气欲脱之征。

治疗：用参附汤合生脉散，益气敛阴，回阳固脱。方药：人参 12g，麦冬 15g，五味子 10g，熟附子 10g，当归 10g，黄芪 30g，白术 30g，焦三仙 15g，白芍 9g，炙甘草 10g，每日一剂，水煎服。用鼻饲法灌进。

针灸：针刺足三里、百会、上星、内关；艾灸天枢、气海、关元、足三里、然谷、太溪。

用上法治疗半月，脉沉细弱，舌质红，苔薄白，神志渐有清时，但仍痴呆、失语，其他诸症如前。此为阳气有所回升之候。

拟用补肾，温阳化气法，少佐活血开窍。用金匮肾气汤加减。

处方：熟地 20g，山药 12g，白术 20g，焦三仙 12g，山萸肉 15g，

桂枝 10g，附片 15g，枸杞 12g，巴戟天 10g，仙灵脾 12g，石菖蒲 12g，丹皮 6g，云苓 10g，泽泻 9g。

上药服 10 剂后，患者四肢较前稍温，血压 110/80mmHg，面色无华，形寒，上肢仍有抽搐，舌淡苔白，脉沉细无力而两尺尤甚。综观病情，仍为一派阳气衰微征象。中药以金匮肾气汤加仙灵脾 15g，巴戟天 12g，菖蒲 10g，远志 10g 为基础方，根据病情加减。吞咽困难：加郁金 10g，远志 12g，莲子心 12g，连翘 12g，麦冬 12g，丹参 15g；小便失禁：加乌药 15g，菟丝子 15g，益智仁 15g；食纳差：加半夏 12g，云苓 12g，陈皮 12g，白术 20g，焦三仙 12g。每日一剂。

针刺：①肾经配膀胱经以平补平泻手法施术。穴位：复溜、照海、太溪、委中、涌泉、承山、昆仑。②胃经以补法施术。穴位：髀关、伏兔、足三里、上巨虚、内庭。③心经以平补平泻手法施术。穴位：天池、天泉、曲泽、间使、内关、大陵。④方氏头皮针：以快针速刺，深度直达骨膜，留针 40 分钟。穴位：倒象上 1/5，中 2/5，下 2/5 和伏象头部，伏象上下肢，说话，书写，记忆信号区。以上四组穴位，每日一组，交替使用。

经上法治疗两个月后，患者拔除鼻饲管可自己进食，做气管切开修补术，停用吸痰器，痰可自动咯出，可自己翻身，右下肢可自动伸屈。治疗四个月，患者自己可以端碗，双下肢由凉转温，自己可控制大小便。治疗五个月后能自动借腰胯之力踏物，会说单词，上肢活动恢复正常，自己会写字。治疗八个月患者可扶床行走，能对话，对别人提出的问题可正确回答。如今患者可以自己站立行走。语言完全恢复，可以自编诗词吟诵，写信，写文章。

讨论

中医辨证施治配合针灸、头皮针治疗脑炎后遗症，经十余年来的观察随访，有 1/3 的病人智力恢复，瘫痪肢体功能恢复，能从事劳动；

有 1/2 病人智力和肢体功能有不同程度的恢复，生活可以自理。中医认为该病属气虚血瘀，经脉痹阻，肾虚精亏，痰瘀阻络，应用益气补肾，活血化瘀等中药提高细胞活力。应用方氏头皮针和针刺疗法，疏通经络，化痰开窍，改善神经细胞功能代谢，修复神经功能的缺损，改善脑部血液循环，使患者各项功能得到恢复。

中医辨证分型治疗肝硬化腹水

本组 39 例患者全部符合肝硬化的诊断标准，39 例患者经 B 超检查均有肝脾肿大、腹水等症状，全部为近几年来门诊就医的病人。其中男患者 28 例，女患者 11 例；年龄最小者 38 岁，年龄最大者 77 岁；病程最短者 8 个月，最长者 11 年；辨证属脾气虚弱，水湿困脾型 12 例；肝脾血瘀、水湿停留型 11 例；肝肾阴虚、气虚血滞型 9 例；脾肾阳虚、气虚血瘀型 7 例。

治疗方法

脾气虚弱，水湿困脾型，用自拟 1 号方。

组方：白术 30g，黄芪 30g，西洋参 10g，何首乌 20g，茯苓 15g，鹿茸 1g（研细末，冲服），香附 10g，鳖甲 10g，杭芍 10g，鸡内金 10g，炒山楂 15g，山药 15g，炒扁豆 15g，猪苓 20g，大腹皮 20g，车前子 20g（包煎），水煎服，每日一剂。

肝脾血瘀，水湿停留型，用自拟 2 号方。

组方：白术 40g，黄芪 30g，西洋参 10g，何首乌 20g，三棱 6g，鹿茸 1g（研细末冲服），丹皮 12g，大黄 10g，制鳖甲 10g，海螵蛸 10g，赤小豆 10g，车前子 20g（包煎），白茅根 20g，猪苓 20g，水煎服，每日一剂。

肝肾阴亏，气虚血滞型，用自拟 3 号方。

组方：白术 30g，黄芪 30g，西洋参 10g，女贞子 15g，熟地 15g，首乌 20g，山萸肉 10g，制鳖甲 10g，制龟甲 15g，白芍 15g，阿胶珠 12g，木瓜 10g，菟丝子 15g，车前子 15g，水煎服，每日一剂。

脾肾阳虚，气虚水停型，用自拟 4 号方。

组方：白术 30g，黄芪 30g，西洋参 6g，首乌 20g，附片 10g，鹿茸 1g（研细末，冲服），桂枝 10g，紫河车 15g，橘红 10g，车前子 30g，金钱草 20g，泽泻 10g，茯苓皮 30g。

有胸水者在相应分型中加入葶苈子 12g，桔梗 15g，甘遂 6g（冲服），大枣 10 枚。

疗效：①显效：腹水完全消退，临床症状消失或基本消失，肝脏明显回缩变软，肝功能恢复正常，停药半年无复发者。②有效：腹水明显消退，白球蛋白的比例正常或接近正常。③无效：治疗 1 个月或 3 个月后症状、体征及肝功能无明显变化或恶化。

结果表明：显效 20 例，占 51.2%；有效 17 例，占 43.6%；无效 2 例，占 5.2%；总有效率 94.8%。腹水消退最短者 12 天，最长者 96 天。

典型病例

王某，男，52 岁，1995 年 2 月 10 日初诊，患者体倦乏力，恶心厌油，腹胀纳差已一年半，面色晦暗，无黄疸，面部及手掌出现蜘蛛痣，双下肢凹陷性水肿，舌苔白，舌质红，脉沉细滑，化验 ALT86U/L，白球蛋白比值 6/10g，B 超显示：肝门静脉内直径 1.5cm，腹水 120mL。

辨证：属肝肾阴虚，气滞血瘀型。

治疗：以自拟 3 号方化裁。用白术 30g，生黄芪 40g，白芍 30g，西洋参 6g，鹿茸 1g（研细末，冲服），菟丝子 15g，川断 15g，阿胶珠 12g，桃仁 10g，陈皮 10g，大腹皮 10g，首乌 20g，鳖甲 10g，木瓜 10g，地龙 10g，甘草 6g，一日一剂，水煎服。

2月25日复诊，服上药15剂后腹胀明显减轻，又以原方15剂继服。3月20日三诊，患者神色正常，面色红润，腹部平坦，B超复查未见腹水，ALT28U/L，白球蛋白比值4.5/2.5g。继服原方10剂。4月15日四诊，饮食精神正常，双下肢水肿消退，肝功能正常，继用滋补肝肾、健脾益气、柔肝利水法巩固疗效。1998年1月随访，病情稳定未复发。

体会

肝硬化腹水是世界上公认的疑难病种，以腹部膨胀如鼓而命名，临床表现复杂多样，但以腹胀、小便少为主要症状，主要体征有面色晦暗、黧黑、肝脾肿大、腹部胀满、青筋显露、肤色苍黄、蜘蛛痣、肝掌等。中医病机为肺、脾、肝、肾四脏功能失调，导致气滞、血瘀、水停。气血水三者交阻于腹中，其证虚实错杂，疗效慢，预后差，临症施治颇感棘手，既有本虚的一面，肺、脾、肝、肾功能失调，气血阴阳损伤。又有标实的一面，气、水、湿三者交阻于腹中，所以治疗时须分清证型，但主要遣方用药，始终当顾护正气，稍有偏差，则逆证丛生。肝硬化腹水虽有正虚、邪实两方面，但主要矛盾是真气虚，用药始终当顾及正气。扶正很重要，攻伐不能过。朱丹溪在《丹溪心法》中指出："病者苦于胀急，然行利药，以求通快。不知宽得一日半日，其肿愈矣，病邪甚矣，真气伤矣。"本人在临床中治疗本病时以扶正祛邪为要旨，兼以活血化瘀，软坚散结，行气利水，故在各证型中重用黄芪、白术、西洋参、鹿茸以益气固本、健脾利湿，起扶正为要旨。何首乌、鳖甲补肺气，实腠理，益肝肾，补精血。根据临床辨证，水湿困脾者用白茅根、陈皮、大腹皮、生姜皮、桑白皮以行气利水消胀；血瘀水停者用桃仁、泽泻、赤小豆以活血行气利水；水湿困脾者用茯苓皮、薏仁、冬瓜皮以渗湿健脾利水；脾肾阳虚者，以附片、桂枝、白术、党参以健脾升阳。

各型中均重用黄芪、白术、西洋参以补元气，调五脏，健脾气，扶正祛邪以增强机体免疫，保护肝细胞的功能。鹿茸、鳖甲、牡蛎能软坚散结，实腠理，补精血。猪苓、茯苓、泽泻、丹皮可淡渗利湿，利尿通淋。诸药合用可达到改善肝脏微循环，升高白蛋白，使体内水湿排出体外，抗肝损害，增加肝血流量，降低门脉高压，抑制肝纤维化，促进肝脏解毒的作用。对促进残留肝细胞的修复有一定的效果。

"愈肝汤" 治疗慢性肝炎

慢性迁延性肝炎属中医学"疫毒"范畴，流行面广，对人类健康影响很大，失治误治，往往迁延难愈，甚则转化为肝硬化、肝癌。在中医药治疗过程中，必须谨守病机，不失机宜，合理用药，多能康复治愈。

辨证求因，明确归属

急性肝炎大多数能及时治愈，仅有少数急性肝炎易转化为慢性活动性肝炎或慢性迁延性肝炎。肝炎的病因可归属于下列几个方面。

1.感染湿热邪毒，失治或误治后，致使湿热羁留、难分难解、湿热邪毒留恋不去，中焦气化不利，脾经湿热蕴伏于中渚，症情夹杂，难以速效，致使病情迁延难愈。

2.劳逸不当，将息失宜。肝属刚脏，性喜和顺，过劳伤体，病邪会借机而发。《素问·六节脏象论》曰："肝者罢极之本。"即是说劳逸对肝病影响极大，若急性肝炎恢复期忽视休息或急于操持家务，则易迁延为慢肝。

3.食欲不节。《素问·经脉别论》曰："食物中精微物质的消化、吸收、贮存、转化，都与肝有密切关系。"若在急性肝炎恢复期，因胃纳不馨而逐渐减食，致使摄入过少，水谷精微不足以养肝，更不能灌溉五脏六腑，营养乏源，病情难以康复，也有恣食甘美厚味，酿湿生痰、阻遏中渚，导致肝病缠绵不愈。

4.七情郁结，肝主疏泄，性喜条达。有的患者患肝炎以后，精神刺激过大，忧郁恼怒过度，劳伤心脾，致使肝病经久不愈。

5.医源性传播。患者诊疗时用了消毒不合格的注射器、手术器械、针灸针或针刺采血，针刺预防接种，输入带毒血液，使用肝炎病人用过的饮具、餐具等直接传播肝炎而转化成慢性肝炎。

还有其他如长期饮酒者，妇女适逢妊娠期或年高体弱、房劳过度者常使肝炎迁延不愈而转化成慢性肝炎。

谨守病机，纤毫勿失

慢性肝炎，大多数患者都有乏力、纳呆、情绪烦躁、胁肋胀痛、便秘、溲黄的症状。临床见证以木壅肝郁者居多，进一步衍变，有的湿热之邪，蕴伏中渚，湿热交困，黏腻重浊，难分难解，阻遏气机导致肝病缠绵不愈。肝病最易传脾，故《金匮要略》中有"见肝之病，知肝传脾，当先实脾"之说。若失治误治，则见肝脾不和之症，如胁痛、腹胀、乏力、浮肿、便溏等；有的脾湿渐化、肝经之热不清而致肝气横逆、肝阳上扰而见头晕、失眠、胸胁胀满、口苦且干、心烦易怒诸症；有的肝阳化火伤阴，子盗母气累及肾阴，症见耳鸣、遗精等症；也有因治疗不当，致气滞血瘀、经久不愈而成络伤瘀阻之证，见鼻、齿、面色晦滞，胁痛如刺及肝掌、蜘蛛痣、肝脾肿大等。

慢性肝炎的病机，多数是由于失治误治而使邪气由脏及腑、由气涉血、由邪胜而致正气虚衰、血瘀阻络之症，故治疗时必须谨守病机，至意深心，详察形候，纤毫勿失，审慎用药。脾虚者，先实脾；湿热者，先清化；伤阴者，滋水养肝；瘀阻者，祛瘀活血；络伤出血者，祛瘀止血。大凡治肝病者，需持济困扶危之术，仁人孝子之心，破微细诸惑，发惭愧凄怜忧恤之意，方能扶重厄为安。

辨证施治，丝丝入扣

慢性肝炎病机转变复杂，必须详察形候，辨证施治，审慎用药，方能使患者早日康复。在多年的临床实践中用"愈肝汤"。

组方：当归 10g，柴胡 10g，云苓 12g，党参 10g，白术 10g，白芍 10g，丹参 10g，黄芪 30g，五味子 15g，鳖甲 12g，灵芝 10g，黄精 12g，研末冲服。结合临床辨证，加减用药得当，如鼓应桴。

肝郁脾虚，临床特征为：腹部胀满、疲倦乏力、精神抑郁、情绪不宁、胸闷、太息、右胁下疼、口干苦、尿黄、脉弦、舌苔薄腻，常用愈肝汤加鸡血藤、青皮、陈皮、姜黄等。

如：患者王某，男，32岁，本县三里镇人，1998年8月份初诊，患肝炎3年，虽经多方治疗仍反复发作，就诊时见右胁胀痛、疲乏身倦、腹胀、纳差、口苦、溺黄、舌质红、舌苔腻、脉弦滑。HBsAg（表面抗原）阳性，ALT（谷丙转氨酶）98U/L。证属肝郁脾虚，兼有湿热，用愈肝汤加白花蛇舌草 20g，陈皮 10g，虎杖 15g，川朴 10g，服药10剂后，脘腹胀痛、口干、溺黄明显减轻，仍感腹胀、疲乏，于原方中减去川朴、青陈皮续服15剂，自觉症状已好转，查HBsAg转阴，ALT已正常。

肝血瘀滞，临床特征为右胁如针刺疼，痛有定处，按之更甚，入夜或安静时疼痛较剧，面部晦暗，皮肤有蜘蛛痣，肝脾明显肿大，舌质暗红，舌体两边有紫色血瘀点、脉弦细涩。

如：张某，男，42岁，蓝田县玉川两河桥人，1995年3月份初诊，四年前发现两对半（HBsAg、抗HBs、HBeAg、抗HBe、HBcAb）大三阳，四年来肝功能异常，ALT、AST上下波动，右胁痛如锥刺、尿黄、齿衄、头昏、耳鸣、烦躁、面部晦暗、唇色暗紫，肝于肋沿下 2.5cm，质中等，舌质暗有瘀斑，脉弦细。化验检查：ALT64U/L，AST80U/L，总胆红素 262μmol/L，球蛋白 36.2g/L，诊断为慢性活动型乙肝，辨证属肝血瘀滞兼肝肾阴虚型。用养血活血、疏肝化瘀法，愈肝汤加丹皮 10g，夏枯草 15g，赤芍 15g，川楝子 15g，红花 15g，莪术 12g，连服10剂，胁痛减轻、头晕、耳鸣、烦躁已减轻。继以愈肝汤中加阿胶

（烊化）10g，玄参 10g，白花蛇舌草 15g，连服 20 剂，复查肝功能已正常，胁痛基本消失，精神好转，诸症皆悉。肝在肋沿下 1.5cm，以原方连服三个月后，肝功能保持正常，后以当归丸缓服一年而痊愈。

湿热之毒中阻，肝、胆、脾、胃被湿热之毒郁滞蕴遏，症见肝区胀痛，波及脘腹，肢体困重，纳差，厌油腻，口黏、口苦、口臭，呕恶或低热，便溏且臭，尿黄短，舌苔黄腻，脉濡缓，治应清化湿热并和胃疏肝，用愈肝汤加金钱草、薏苡仁、川朴、茵陈、白花蛇舌草等常获良效。

如：患者刘某，蓝田县三里镇乡人，患肝炎一年余。HBsAg 一直不转阴，ALT92U/L，前后更医多次而未愈。证属湿热中阻型，用愈肝汤加金钱草 15g，薏苡仁 10g，川朴 12g，茵陈 12g，白花蛇舌草 15g，连服 15 剂而好转，后以愈肝汤去白花蛇舌草 20 剂而收功，随访 3 年，未见复发。

脾肾阳虚，临床特征为全身乏力，腹大、胀满不舒，面色苍白，胸闷，纳呆，肢冷，或下肢浮肿，小便短少不利，大便稀溏或不畅，脉沉细而弦、舌质淡红，苔白，拟健脾温肾，行气利水，方用愈肝汤加山药 20g，巴戟天 10g，菟丝子 10g，茯苓皮 20g，青皮 12g，川楝子 12g。

如：患者王某，男，31 岁，蓝田县李后乡秦家寨村人，1997 年 6 月 5 日就诊，患肝炎两年，右胁痛，胁下胀满，面色苍黄，下肢浮肿，小便短少不利，辨证属脾肾阳虚型。曾于 1996 年用干扰素等治疗病情稳定；1997 年 3 月化验检查 HBsAg 呈阳性、ALT110U/L，用愈肝汤加山药 12g，桑寄生 12g，菟丝子 12g，附片 8g，干姜 3g，苍术 10g，大腹皮 25g，车前子 15g，连服 15 剂后症状明显减轻，复检时 ALT12U/L、AST9U/L、球蛋白 3.5g/L. 右胁痛基本消失；腹胀消失，二便正常，下肢浮肿消失，继用愈肝汤预后。服 15 剂，诸症悉然。

体会

治肝病多年，始知查病当细，审证究源，辨证施治，治疗时方当专一,一旦见效,效不更方。

(1)愈肝汤中当归、黄芪、党参、柴胡、白芍、云苓、丹参、黄精、灵芝、鳖甲,均属益气活血药,有保护肝细胞、增强细胞免疫功能,扩冠和增强微循环作用,可以阻止和延缓肝纤维化的发生和降低门脉高压,使早期肝硬化得到逆转。五味子能护肝降酶,临床应用降酶效果可达到85%以上。在使用五味子降酶时加用香附、桃仁等行气活血效果更优。同时可巩固已取得的降酶疗效,以愈肝汤加川芎、红花、远志、大黄等能明显提高患者的免疫功能,为肝病的向愈创造了条件。

(2)慢性肝炎常有湿困与阴虚同在的问题,治疗时当谨慎从事,用药应十分注意,利湿而不伤阴,养阴而不助湿;化湿用薏苡仁、青皮、猪苓、白茅根等;养阴用生地、麦冬、沙参、女贞子等。我认为导致以上矛盾现象的原因在血分,故常用乌鸡白凤丸和当归丸,以作善后用,少量常服起到活血化瘀、扶正祛邪之效。

(3)肝病治疗以肝脾同病多见,张仲景认为"见肝之病,当先实脾"我信而有验。治肝病不离肝胆,但又不拘泥于肝,而注重肝气的升降中变化作用,常收到比较明显的效果。

第三章

验方选粹

验方是我国劳动人民和广大中医药学家长期与疾病做斗争的经验总结。中医学术之精华，以文献形式存在于历代医籍者有之，以理论与临床经验掌握于老中医之手者有之，散在于民间者亦有之，这些名方或秉承家学，或承师传，各有独到之处，尤其宝贵的是这些理论与经验，已经过数十年乃至数百年之临床实践，不断补充发展、日臻完善，弥觉可贵。本章所述，是我临床多年研究探索出的用药经验，全为亲身体验和临证之效方。每有药到病除，力挽狂澜之效，现将我临床之效验精华方整理收录于后以便传之于后世，而造福人类。

呼吸系统疾病效验方

呼吸系统由鼻、咽、喉、气管、支气管和肺等器官构成，其主要功能是通过呼吸使血液与外环境之间进行气体交换。

呼吸系统疾病，临床都以咳嗽、哮喘、痰饮等为共同主症，中医认为肺主气、司呼吸、主气体交换，肾主纳气，助肺气肃降，脾为生痰之源；因此，咳嗽、哮喘表现虽然以肺为主，但和脾肾有密切关系。实践证明"肺无病则不咳，脾健运则无久咳，肾不伤则不咳喘"。临床先应辨别外感、内伤及其证属虚实，一般急证邪实在肺，主在祛邪，（解毒宣肺、化痰逐饮、肃降肺气）；虚证在脾肾，主在扶正（敛肺、健脾、补肾）。

一、支气管炎验方

1. 慢性支气管炎局部敷贴疗法

炙白芥子、元胡各 21g，甘遂、细辛各 12g，将上药共研细末，为一人 1 年用量，每年夏季三伏天使用，每次用三分之一药面，加生姜汁调成稠膏状（每次用鲜生姜 100g，洗净浸泡后捣碎，挤出姜汁），分别摊在六块直径 5cm 的软纸或塑料布上，贴在背部两侧肺俞、心俞、膈俞 6 个穴位上，然后用橡皮膏固定，一般贴 4～6 小时，如果局部有烧灼感或疼痛，可以提前取下，如贴后局部有发热舒适感，可多贴几小时，待干燥后再揭下，每 10 日贴 1 次，即初伏、二伏、三伏各 1 次，共贴 3 次，无论支气管炎缓解期患者还是急性发作期的患者均可使用，一般连续贴 1～3 年，慢性支气管炎即不再复发。

2. 寒喘宁肺丸——治疗支气管哮喘（虚寒型哮喘）

主证： 胸膈满闷、痰液稀薄、舌苔薄白、脉浮紧。

方剂组成： 海藻、昆布、蛤粉各 150g，北沙参、百合、生地黄、玄参、茯苓、黄芩、钩藤、紫河车各 90g，党参、黄芪、枇杷叶、半夏、陈皮、百部、杏仁、桔梗、瓜蒌皮、马兜铃各 60g，旋覆花、麻黄各 45g，瓜蒌仁 450g，白果 100 粒，小青蛙（干品）300g，炼蜜为丸。

服法： 每日 3 次，每次 6～9g，连服 1000～4000g，可预防支气管哮喘再次复发。

适应证： 哮喘（体虚型）及小儿病久体弱者（虚寒型）。

3. 热喘宁肺丸——治疗支气管哮喘（偏热型哮喘）

主证： 呼吸急促、胸膈烦闷。

方剂组成： 生地黄、礞石、钩藤、桃仁各 150g，大黄、陈皮、黄芩、党参、南沙参、白芍、紫河车各 90g，昆布、海藻、蛤粉各 120g，瓜蒌仁 500g，柴胡 15g，当归、麻黄各 60g，石膏 180g，青黛 9g，小青蛙（干品）300g，炼蜜为丸，每丸 3g，

服法： 每次 1 丸，每日 2～3 次，连服 500～1000g。

4. 补肾健脾清肺平喘方

方剂组成： 桔梗、川贝、枳壳、五味子、麻黄、白果、天冬各 10g，茯苓、沙参、生地黄各 15g，山萸肉 15g，地龙 12g，蛤蚧 10g（冲），葶苈子 10g。

服法： 每日一剂，水煎服，适用于痰湿壅肺，脾肾两虚的患者。

5. 肺气肿方

方剂组成：红参、清半夏各 9g，麦冬、核桃肉各 12g，五味子、厚朴各 5g，炙甘草 6g，炒苏子 10g，杏仁、桂枝各 10g，地龙 10g。

服法：每日一剂，水煎服，适用于肾阳虚衰，痰饮阻肺者。

二、肺心病（肺动脉高压）验方

1. 肺宁口服液

组成：红参 10g，生黄芪 15g，当归 20g，川芎 15g，赤芍 20g。

服法：水煎服，对肺心病肺动脉高压患者有良好的降低肺动脉平均压、肺血管阻力，增加心输出量，改善心功能及血液流变的作用。

2. 肺心丸

组成：太子参 10g，黄芪 15g，补骨脂 6g，丹参 15g，赤芍 10g，制附片 3g，玉竹 15g，虎杖 15g，仙灵脾 15g，红花 6g。

服法：炼蜜为丸，每次 2g，一日 3 次，适用于肺心病缓解期。

3. 健脾益肾方

组成：红参 5g，枸杞 10g，大枣，5 个，胡桃 4 个。

服法：水煎服，每日一剂，汤剂服后，服大枣、核桃。

三、上呼吸道感染验方

1. 风热感冒

方药：银花 15g，板蓝根 15g，桔梗 12g，甘草 10g，黄芩 20g，薄荷 10g（后下），芦根 15g。

服法：水煎服，一日一剂。

功能主治：辛凉解表、清热解毒。上感风热，恶寒发热，以发热为主，自汗，口干，咽喉痛，咳吐黄痰，舌苔薄黄，脉浮数。

痰黄稠黏加鱼腥草 15g；烦渴加生石膏 30g，知母 15g；急性鼻炎加苍耳子 15g，辛夷 15g；急性鼻窦炎加川芎 15g，菊花 15g；急性咽炎加牛蒡子 20g，蝉衣 12g；急性喉炎加射干 15g，胖大海 15g；急性扁桃体炎加皂刺 15g。

2. 风寒感冒

方药：麻黄6g，紫苏10g，桔梗10g，甘草6g，生姜10g。

功能主治：辛温解表，疏风散寒。上感风寒，恶寒发热，以发冷为主，无汗，头身疼痛，鼻塞，咽痒或咳痰稀薄，舌苔薄，脉浮紧。

加减：内热痰黄加黄芩20g；一身重痛加羌活12g，水煎服，一日一剂。

3. 暑温感冒

方药：藿香10g，香薷10g，滑石15g，薄荷6g（后下），甘草6g，水煎服，一日一剂。

功能主治：解表清暑，芳香化湿。夏令外感、暑湿所伤，发热发冷，头闷身重，呕吐腹泻，舌苔黄腻，脉濡。

夹热加黄连15g，银花15g；腹胀加大腹皮15g。

4. 风湿外感

方药：羌活15g，防风10g，川芎10g，白芷10g，苍术15g，生姜3片，水煎服，一日一剂。

功能主治：疏风解表祛湿。外感风湿、恶寒发热、头痛而重、肢体关节酸痛、舌苔白滑、脉濡缓。

加减：口苦微渴加连翘15g，黄芩20g；胸闷腹胀加川朴15g，木香12g。

5. 肺寒咳喘

组方：麻黄9g，杏仁9g，半夏12g，炒南星10g，细辛3g，甘草10g，水煎服，一日一剂。

功能主治：温肺散寒、逐痰。急慢性支气管炎、肺炎、哮喘，表现为肺寒咳喘，痰涎白黏或稀薄，咳吐不易，舌苔白滑，脉紧或兼发冷发热。

6. 痰热咳喘证——加味苇茎汤

组方：芦根30g，生薏仁30g，桃仁10g，杏仁12g，桑皮15g，地龙 15g，天竺黄 12g，鱼腥草 15g，川贝母 18g，甘草 10g，水煎服，一日一剂。

功能主治： 清热解表，化痰平喘。急慢性支气管炎、肺炎、早中期支气管扩张、继发感染、肺脓肿，表现为痰热咳喘，痰黄黏稠，或吐脓血，发热发冷，舌红苔黄腻，脉滑数。

7. 肺热咳喘

组方： 麻黄 10g，生石膏 30g，杏仁 15g，甘草 10g，桔梗 15g，鱼腥草 30g，水煎服，一日一剂。

功能主治： 解表，清热，化痰，平喘。急慢性支气管炎、肺炎，表现为肺热，咳喘，痰黄浓稠，咽痛，口干，发冷发热，舌红苔薄，脉浮数。

8. 痰饮方

组方： 杏仁 15g，炒苏子 15g，苍术 15g，补骨脂 20g，五味子 20g，核桃仁 12g，水煎服，一日一剂。

功能主治： 燥湿化痰，补肾纳气。慢性支气管炎，肺气肿，表现为上实（肺有痰饮、咳喘痰多），下虚（动则气喘、腰酸肢冷），舌淡，脉细。

9. 冷哮丸

组方： 麻黄、川乌、细辛、川椒、牙皂、白矾、南星、半夏、甘草、杏仁、紫菀、款冬花各 50g，研末，以神曲糊丸，梧桐子大，每服 5 ～ 15 丸，每日 2 ～ 3 次，姜汤送下。

功能主治： 温肺化痰，止咳平喘。寒性哮喘。

10. 哮喘纸烟

组成： 洋金花 2 两，旋覆花、款冬花各 1 两。共研细末，卷成纸烟，每次吸 1 ～ 2 支。

功能主治： 平喘止咳。哮喘发作时对症治疗，特别是急性哮喘，喘咳息急，张口抬肩可以急速缓解。

11. 补虚定喘方

组方：熟地黄 12g，炙麻黄 15g，炒山药 30g，补骨脂 10g，五味子 10g，代赭石、炒地龙、丝瓜络、葶苈子各 10g。水煎服，一日一剂。适用于虚喘兼实证。

12. 金匮皂荚丸

红枣 500g，去皮捣成泥状，加入炙皂荚粉 90g，水泛为丸，每服 3g，日服 3 次。适用于哮喘。

13. 麻黄枳花汤

组方：炙麻黄 15g，杏仁 15g，枳壳 12g，红花 12g，炙甘草 15g，无论寒、热哮喘，均可应用。

14. 复方马兜铃外涂药

马兜铃 10g，生甘草 18g，银杏 18g，糯米 45g，麻黄 5g，枸杞子 9g，共研细末和匀，每次用三分之一药末以生理盐水 100mL，调成糊状，分成 6 个药饼，并敷涂于百劳、肺俞、膏肓三对穴位，可缓解哮喘发作。

消化系统疾病效验方

消化系统由口腔、食管、胃、肠、肝脏、胰腺及其黏膜腺组成。

消化系统疾病，临床上可归纳为肝、胆、脾、胃几个方面，又可互为因果（肝病传脾、脾湿肝郁）。在消化吸收方面，胃主受纳，脾主运化，小肠分别清浊，大肠传送糟粕。此外，尚赖肝的疏泄、肾阳（命门火）的温养协助。因此，临床上既要针对局部又要重视整体的相互关联，如肝炎、肝硬化前期表现以湿热、气滞、邪实为主，后期表现有阴虚、瘀血、虚实相兼。若有腹水重在治脾，无腹水重在治肝。慢性胃炎、溃疡病，初、中期大多表现为气滞、虚寒证型；中、末期阶段多表现为瘀血、阴虚证型；反复发作，常表现为寒热错杂，虚实相兼。

一、黄疸型肝炎方（利胆退黄方）

组成：茵陈30g，苍术15g，龙胆草15g，车前草15g。

服法：水煎服，每日一剂。

功能：燥湿清热，利胆退黄。

主治：急性黄疸型肝炎、慢性黄疸型肝炎活动期，热重加大黄10～12g，湿重加半夏曲15g，胁痛、腹胀加青、陈皮各15g或木香10g。

二、无黄疸型肝炎方

组成：炒柴胡10g，丹参15g，苍术10g，龙胆草10g，车前草10g。

服法：水煎服，一日一剂。

功能：疏肝理气，清化湿热。

主治：急性无黄疸型肝炎。

三、气滞型肝炎方

组成：炒柴胡10g，丹参15g，赤、白芍各10g，制香附10g，茯苓10g，甘草6g，枳壳10g。

服法：水煎服，一日一剂。

功能：疏肝和胃。

主治：慢性肝炎、肝硬化气滞型，以胸闷胁痛，烦躁易怒，脉弦为主症。

四、脾湿型肝炎方（中满腹胀）

组成：炒柴胡12g，丹参20g，青、陈皮各10g，半夏曲15g，川朴10g，砂仁12g，茯苓15g。

服法：水煎服，一日一剂。

功能主治：健脾和胃，疏肝理气。慢性肝炎、肝硬化脾湿型，表现为困倦，纳差，中满腹胀，大便不实，脉缓无力，苔腻。

五、瘀血型肝炎方

组成：炒柴胡10g，丹参20g，生鳖甲15g，土鳖虫6g，制大黄10g，厚朴15g，甘草10g。

服法：水煎服，一日一剂。

功能主治：活血化瘀、软坚散结。慢性肝炎、肝硬化瘀血型，表现为面色晦暗，皮下瘀斑，肝脾肿大疼痛，舌暗紫，脉沉。

六、阴虚型肝炎方

组成：太子参15g，丹参15g，川石斛15g，生杭芍15g，花粉15g，炒枣仁12g，旱莲草15g，川楝子15g，制香附15g。

服法：水煎服，一日一剂。

功能主治：滋阴养肝。慢性肝炎、肝硬化阴虚型，烦躁不寐，口干，掌心发热，舌红少苔，脉弦细。

中药加减：低热加丹皮15g，地骨皮15g；气虚加黄芪30g，党参15g；湿重加生薏仁30g，冬瓜仁15g；纳差加炒麦芽15g；腹胀加木香15g，枳壳15g。

七、和肝理脾丸

组成：白芍150g，甘草90g，连翘90g，川朴90g，薄荷60g，肉桂60g，冰片30g。

服法：共为细末，炼蜜为丸，每丸重10g，每服1丸，一日2次。

主治：肝病，胁痛，纳差，腹胀。为肝病的有效辅助治疗剂，对肝炎恢复期有善后调理，巩固疗效的作用。

八、寒湿型肝硬化腹水方

组成：砂仁10g，蔻仁10g，苍术10g，白术20g，生姜皮10g，干姜10g，附片10g，木香10g，川朴10g。

服法：水煎服，一日一剂。

功效主治：温阳化湿、利气行水。肝硬化腹水寒湿型，神倦，怕冷，脘腹胀满，尿少，便溏，苔腻，脉缓。

九、肝硬化腹水血瘀型方

组成：党参15g，丹参20g，土鳖虫6g，制大黄10g，炒白术30g，枳实15g，大腹皮15g，茯苓皮15g，车前子15g，桂枝10g，红花10g，桃仁10g。

服法：水煎服，一日一剂。

功能主治：活血化瘀，运脾行水。肝硬化腹水，肝脾肿大，瘀血明显者。

十、肝硬化腹水阴虚型方

组成：生地黄15g，丹参15g，龟甲15g，知母10g，炒白术30g，枳实15g，大腹皮15g，茯苓皮15g，车前子15g，桂枝6g。

服法：水煎服，一日一剂。

功能主治：滋阴清热，运脾行水。肝硬化腹水并五心烦热，舌红少苔，脉弦细数，阴虚明显者。

十一、肝硬化行水方

组成：煨甘遂、二丑、牙皂各30g，沉香15g，琥珀15g。共为细末，早晚空腹服6g，姜汤送下。

功能主治：逐水泻下。肝硬化腹水胀满较剧，利水无效时可用。

十二、肝胃气滞型胃炎方

组成：炒柴胡10g，白芍30g，枳壳10g，制香附10g，半夏曲10g，元胡10g，川楝子10g。

服法：水煎服，一日一剂。

功能主治：疏肝，行气，和胃。肝胃气滞，脘腹胀痛，嗳噫作酸，脉弦者。

加减：气滞湿阻，苔腻加苍术15g，厚朴15g；气滞郁热口苦，嘈杂，舌红加黄连10g；尿短赤加栀子10g；便秘加大黄10g。

十三、虚寒型胃炎方——黄芪建中汤加减

组成：黄芪 30g，桂枝 10g，白芍 20g，炙甘草 9g，炒白术 15g，元胡 9g，生姜 10g，大枣 3 枚。

服法：水煎服，一日一剂。

功能主治：温中健脾。主治虚寒型胃炎，表现为面色萎黄，神疲，胃痛喜热喜按，得食能缓，形寒怕冷，舌胖淡，脉细。

加减：痛甚加良姜、香附各 10g；呕吐清水加吴萸、半夏各 10g；寒冷加附片 10g。

十四、脾虚湿困型胃炎方

组成：党参 15g，苍术 12g，川朴 10g，茯苓 15g，半夏曲 15g，草蔻 10g，陈皮 10g。

服法：水煎服，一日一剂。

功能主治：和中化湿、健脾。主治脾虚湿困，身困重，面黄，胃痛胀满，呕恶嗳噫，大便不实，苔腻，脉缓无力。

十五、气滞血瘀型胃炎方

组成：丹参 20g，檀香 10g，砂仁 15g，蒲黄 10g，五灵脂 10g，乌贼骨 30g，白及 15g。

服法：水煎服，一日一剂。

功能主治：和胃理气、活血止血。主治气滞血瘀，疼痛固定，刺痛不移，拒按，甚则肢冷汗多，反复黑便，舌暗脉沉者。

十六、阴虚型胃痛方

组成：沙参 15g，花粉 10g，生地黄 15g，丹参 20g，杭芍 15g，旱莲草 15g，炒谷芽 10g，川楝子 10g。

服法：水煎服，一日一剂。

功能主治：养阴生津。主治阴虚型胃痛，症见消瘦，上腹持续性疼痛，食欲不振，口舌干燥，虚热心烦，舌红少苔，脉细数者。

十七、寒热错杂，虚实相兼型胃痛方

组成：苏梗 10g，黄连 10g，干姜 10g，半夏曲 15g，炙甘草 12g，党参 9g，大枣 3 枚，黄芩 10g。

服法：水煎服，一日一剂。

功能主治：补中和胃，寒热并调。症见寒热错杂，虚实相兼，久病消瘦，神疲，怕冷，上腹胀痛，反酸，肠鸣，便溏，脉沉细，舌质红，苔腻黄者。

加减：痛甚加白芍 15g，胀痛加枳实 10g，便秘加大黄 10g。

十八、溃疡散

组成：乌贼骨 60g，白芍 30g，元胡索 15g，川楝子 15g，吴茱萸 10g，黄连 10g，甘松 10g，鸡内金 15g，香附 15g，陈皮 10g。

服法：共为细末，每次 6g，一日三次，温水冲服。

功能主治：利气和胃，制酸止痛，止血。是慢性胃炎、溃疡病通用方。

十九、消石散

组成：广郁金 60g，白矾 90g，净火硝 120g，滑石 360g，甘草 30g。

服法：共为细末，粉碎，也可装胶囊，每服 10g，一日三次。

功能主治：通利化石。胃结石，胆结石，肾结石，膀胱结石。

二十、慢性结肠炎方

组成：黄芪 30g，桂枝 10g，白芍 18g，炙甘草 10g，炒白术 10g，元胡 10g，大枣 3 枚，大黄 10g。

服法：水煎服，一日一剂。

功能主治：补中益气，清利胃肠。主治慢性结肠炎。

二十一、慢性结肠炎灌肠方

苦参 60g，加水 500mL，文火煎至 100mL，临睡前保留灌肠，炎症部位较高时，将臀部抬高。

二十二、胃脘痛方

组成：百合 15g，甘草 8g，柴胡、郁金、乌药、川楝子、黄芩、丹参各 15g。

服法：水煎服，一日一剂。

主治：肝胃气滞型胃脘痛。主治胃脘胀满，攻痛连胁，嗳气矢气则舒，苔薄白，脉弦。

加减：寒热错杂型，症见呃气则舒，口苦而干，苔薄白，脉数，加蒲公英 15g，生姜 6g。肝胃郁热型，症见胃脘灼痛，得冷则舒，吐酸，大便干结，苔黄腻，脉弦，加蒲公英、生牡蛎各 15g。脾胃虚寒型，症见胃脘冷痛，舌淡，脉弦，加生姜 10g，党参 10g。气虚者加黄芪 20g，党参 20g，升麻 10g。

泌尿系统疾病效验方

泌尿系统由肾、输尿管、膀胱、尿道组成，主要功能是分泌尿液，排出代谢废物，调节体内水液代谢。

泌尿系统疾病，以人体水液代谢平衡调节障碍为主要病理变化，水液正常代谢，依靠脾运化水湿，肺通调水道，肾对水液的排泄，三焦气化，膀胱输藏排泄，相互协调来完成。其中，肾的排泄水湿作用居主要位置。泌尿系统疾病的发病机制是"其本在肾，其制在脾，其标在肺"，在肾脏疾病的急性早期，称之为阳水，西医称急性泌尿系（肾脏、肾盂、输尿管、膀胱、尿道）感染，中医病因多归于肺气不宣或脾湿不运导致下焦湿热，治疗上以祛邪为主，宣肺、运脾、清热、利水。但到慢性阶段，则不同程度地出现"脾虚"及"肾虚"症状，治疗则以扶正祛邪、攻补兼施为治法。

一、风水型急性肾炎方

组成：麻黄 10g，生石膏 30g，连翘 15g，赤小豆 30g，白茅根 30g，泽泻 10g。

服法：水煎服，一日一剂。

功能主治：宣肺清热利水。急性肾炎风水型，症见浮肿，尿少，肢体酸痛或寒热喘咳，脉浮。

加减：咽红肿痛加牛蒡子、贝母各 15g；咳喘重加当归、桔梗各 15g。

二、水湿壅聚型急性肾炎方

组成：桑白皮、茯苓皮、大腹皮各 20g，生姜 10g，苍、白术各 20g，猪苓、泽泻各 15g，桂枝 10g。

服法：水煎服，一日一剂。

功能主治：运脾利水。急性肾炎水湿壅聚型，症见浮肿甚，身困，尿少，苔腻，脉缓。

加减：上半身肿加麻黄、杏仁各 9g；下半身肿去桑皮加防己、椒目各 10g；胀满加厚朴、木香各 10g。

三、湿热蕴结型急性肾炎方

组成：黄芩 12g，滑石 18g，茯苓、猪苓、大腹皮、通草各 10g，白蔻仁 10g，石韦 15g。

服法：水煎服，一日一剂。

功能主治：分利湿热。主治湿热蕴结型急性肾炎，症见浮肿，胸闷烦热，腹胀，小便短赤，大便干结，舌苔黄腻，脉沉数。

加减：肿胀喘咳加葶苈子 10g，大黄 10g。

四、血尿型急性肾炎方

组成：白茅根 30g，大小蓟、滑石各 30g，生地、女贞子、旱莲草各 15g，炒蒲黄 10g，甘草 6g。

服法：水煎服，一日一剂。

功能主治：清热、凉血、滋阴。主治急性肾炎，症见血尿为主，轻度浮肿，腰酸，舌嫩红，脉数。

五、脾虚型慢性肾炎方

组成：黄芪30g，炒白术、茯苓各20g，附片、干姜各10g，大腹皮、车前子各12g，厚朴、木香各10g。

服法：水煎服，一日一剂。

功能主治：温中、健脾、利水。主治脾虚型慢性肾炎，症见浮肿腰以下甚，脘腹胀满，纳差，便溏，尿少，神疲肢冷，舌苔淡白，脉沉细。

六、肾虚型慢性肾炎方

组成：黄芪15g，白术10g，肉桂10g，附子6g，茯苓、猪苓各20g，仙茅、仙灵脾各10g。

服法：水煎服，一日一剂。

功能主治：补肾温阳利水。主治肾虚型慢性肾炎，症见浮肿腰以下甚，腰膝酸软，尿少，面晦暗，神疲，形寒肢冷，舌淡滑，脉沉细。

七、慢性肾炎消蛋白方

方一：熟地24g，人参12g，肉苁蓉12g，仙灵脾15g，酸枣仁30g，丹参30g，菟丝子30g，山药12g，草决明30g，猪苓12g，芡实10g，翻白草30g，甘草6g。

服法：水煎服，一日一剂。

方二：龟甲、鹿角胶、鱼螵蛸、党参各150g，枸杞、山萸、山药、芡实、金樱子各90g，茯苓、陈皮各30g。

服法：共为细末，炼蜜为丸，5g/丸，每服一丸，一日3次。

功能主治：补肾、壮阳、固涩。主治慢性肾炎水肿退后，仍有蛋白尿。

八、下焦湿热型泌尿系感染方——通淋解毒汤

组成：知母15g，黄柏15g，马齿苋60g，萹蓄30g，石韦30g，半枝莲 30g，滑石 18g，蒲黄、王不留行各 10g。

服法：水煎服，一日一剂。

功能主治：清热、解毒、通淋。主治下焦湿热，尿急，尿频，尿痛，灼热，腰痛，少腹胀满，壮热汗出，寒热往来，舌红，脉滑数。

九、肾阴虚型泌尿系感染方——槐角地榆汤加减

组成：槐角、焦地榆各 15g，生地、元参、女贞各 15g，旱莲草、车前草、半枝莲各 30g，马齿苋 60g，滑石 18g，甘草 10g。

服法：水煎服，一日一剂。

功能主治：滋阴、清热、解毒。肾阴虚兼膀胱湿热。症见腰痛隐隐，手足发热，头昏，耳鸣，面色潮红，尿频，尿急，尿痛，舌红，脉细数。

十、气阴两虚型泌尿系感染方

组成：黄芪、枸杞各 15g，菟丝子 12g，山药 15g，莲子肉 10g，土茯苓 15g，半枝莲 15g，石韦 15g，旱莲草 15g。

服法：水煎服，一日一剂。

功能主治：益气滋阴，清热解毒。主治气阴两虚（脾气虚、肾阴虚），膀胱湿热，症见颜面及下肢浮肿者。

十一、脾肾阳虚型泌尿系感染方——益肾汤加减

组成：黄芪 30g，党参 15g，炒白术 10g，菟丝子、枸杞、女贞子、鹿角霜、茯苓、车前子各 12g，陈皮 6g。

服法：水煎服，一日一剂。

功能主治：益气健脾补肾。主治脾肾阳虚型泌尿系感染，症见浮肿，神疲，肢冷，腰背酸痛，脘腹胀满，尿淋不尽，大便不实，过劳即发，舌胖淡腻，脉细弱。

加减：尿细菌阳性加半枝莲、马齿苋各 30g；尿红白血球加槐角、地榆各 15g；妇女带下加山药 15g，芡实 15g；少腹胀加升麻 6g；夜尿多加桑螵蛸、覆盆子各 15g；胃气不和加半夏 12g，生姜 6g。

十二、肾病综合征方

组成： 熟地 18g，山萸肉 9g，黄芪 15g，玉米须 12g，益母草 10g，泽泻 10g，山药 18g，秋蝉衣 10g，紫苏叶 6g，丹皮 10g，桃仁 15g。

服法： 水煎，空腹服，每日一剂。

加减： 气虚明显加黄芪 30g，党参 20g；阳虚明显加仙灵脾 15g，巴戟天 10g；尿蛋白长期不消者加金樱子 15g，芡实 20g，益智仁 20g；心悸唇绀，脉虚数或结代宜重用附子 15g，桂枝 10g，炙甘草 10g，丹参 20g；喘促，汗出，脉浮而数者用人参 10g，蛤蚧 6g，五味子 20g，山萸肉 20g，牡蛎 20g。

循环系统疾病效验方

循环系统由心脏、血管和调节血液循环的神经、体液等构成。其主要功能是通过血液循环将氧及多种营养物质、酶和激素等供给全身各组织，又将组织代谢废物运走，从而保证身体的正常新陈代谢。循环系统疾病临床常见症状有呼吸困难、胸痛、心悸、水肿、紫绀、头痛眩晕等。病变重点脏腑在心。心主血脉是循环的动力；肺朝百脉，参与血液循环；肝藏血，能调节血量；脾统血，能保证血液循环运行；又需肾阴、肾阳的补充和推动作用，临床一般涉及五脏的病理变化。因此在辨证论治上必须注意整体观念。

高血压常用效验方

一、肝阳上亢型高血压方

组成： 龙胆草 18g，黄芩 20g，栀子、元参各 10g，磁石、草决明各 15g，木香 6g，生地 15g，车前草（另包）15g，泽泻 10g。

服法：水煎服，一日一剂。

功效主治：平肝清热。主治形体壮实、头晕脑涨、面红目赤、苔黄、脉弦有力之肝阳上亢型高血压。

二、阴虚阳亢型高血压方

组成：珍珠母 15g，钩藤 15g，草决明 30g，黄芩 15g，白芍 12g，生地、桑寄生各 15g。

服法：水煎服，一日一剂。

功效主治：滋阴潜阳，平肝息风。症见头昏，眼花，头重脚轻，烦躁易怒，肢体麻木，双手颤抖，脉弦细。

三、肝肾阴虚高血压方 1

组成：制首乌、桑寄生各 30g，女贞子、旱莲草各 15g，珍珠母、草决明各 30g，生地、白芍各 15g。

服法：水煎服，一日一剂。

功效主治：滋补肝肾。症见眩晕、耳鸣、腰膝疲软、足跟痛、夜尿频、苔少、脉细。

四、肝肾阴虚高血压方 2

组成：炙甘草 10g，桂枝 10g，党参 20g，生地 15g，麦冬 12g，阿胶（烊化）12g，瓜蒌 12g，薤白 10g。

服法：水煎服，一日一剂。

功效主治：滋补肝肾，症见肢凉怕冷，气短心慌，胸闷憋气，舌嫩红、脉结代、迟弱。

五、更年期或产后高血压方

组成：仙灵脾 15g，仙茅根 10g，当归 20g，知母 10g，磁石 20g。

服法：水煎服，一日一剂。

功效主治：滋阴潜阳，调和冲任。主治妇女更年期或产后高血压，经期紊乱，腰膝酸软，头痛失眠，脉弦。

冠心病经验方

一、阴虚阳亢型冠心病方

组成：瓜蒌 15g，薤白 12g，珍珠母 20g，钩藤 30g，半夏 10g，黄精 15g，川朴 15g。

服法：水煎服，一日一剂。

功效主治：养阴潜阳，活血通络。症见胸闷痛，眩晕，头痛，肢麻，手足发热，舌红脉弦。

二、阴虚型冠心病方

组成：瓜蒌 15g，薤白 12g，半夏 12g，郁金 10g，制首乌 20g，黄精 20g，旱莲草 15g，丹参 15g，红花 12g。

服法：水煎服，一日一剂。

功效主治：滋阴补肾，化瘀通络。症见胸闷心痛，眩晕耳鸣，腰膝酸软，足跟痛，夜尿频，舌红少苔，脉弦细之阴虚证。

三、气阴两虚型冠心病方

组成：瓜蒌 15g，薤白 15g，半夏 15g，黄芪 15g，党参 15g，当归 20g，丹参 20g，红花 10g，檀香 10g。

服法：水煎服，一日一剂。

功效主治：益气养阴，化瘀通络。症见胸闷心痛，憋气，心悸气短，舌暗苔薄，脉沉细弱之气阴两虚证。

四、阴阳两虚型冠心病方

组成：瓜蒌 15g，薤白 12g，半夏 15g，炙甘草 10g，桂枝 10g，党参 15g，生地 15g，麦冬 12g，丹参 15g，红花 12g。

服法：水煎服，一日一剂。

功效主治：补阴益阳。症见胸闷心痛，憋气，气短心悸，形寒肢冷，面色㿠白，神疲，舌暗淡，脉细弱或结代之阴阳两虚证。

五、脾阳虚型冠心病方

组成：党参 10g，苍、白术各 15g，干姜 10g，附片 6g，丹参 15g，橘红、半夏、茯苓各 15g，元胡 10g。

服法：水煎服，一日一剂。

功效主治：温阳健脾，化瘀通络。症见胸闷心痛，中满腹胀，痰多，便秘，神疲肢冷，面色萎黄，舌暗淡苔腻、脉滑而虚之脾阳虚证。

六、心阳虚脱型冠心病方

组成：黄芪 30g，人参 10g，白术 20g，麦冬 20g，五味子 10g，干姜、肉桂、附子各 10g，炙甘草 10g。

服法：水煎服，一日一剂。

功效主治：回阳救逆，益气通脉。症见心痛剧烈频发，面青，汗出，肢冷，发绀，舌紫，脉微或结代之心阳虚脱型。

七、心肾两虚冠心病方（抗早搏合剂）

组成：党参、丹参、苦参各 30g，炙甘草 15g，柏子仁、常山各 10g。

服法：水煎服，每日一剂。

功效主治：补肾养心。主治心肾两虚型冠心病房室早搏。

八、心肾两虚（抗早搏合剂，甘草泽泻汤）

组成：生甘草 30g，炙甘草 30g，泽泻 30g，苦参 30g，延胡索粉 8g。

服法：水煎服，一日一剂。

功效主治：补肾养心。主治心肾两虚型冠心病房室早搏。

九、单味抗早搏验方

延胡索粉 500g，冲服，每次 7 ～ 10 日为一个疗程。用于房性、结区性早搏，阵发性房颤的治疗。

妇科疾病效验方

一、乳腺疾病经验方

1. 急性乳腺炎经验方

处方 1：金银花 60g，皂角刺 12g，鹿角胶 10g。

服法：加水 1000mL，煎 50 分钟，每日一剂，口服。

处方 2：银花 30g，蒲公英 15g，紫花地丁 12g，连翘 10g，甘草 10g，青皮 10g，陈皮 10g。

服法：水煎服，一剂一日。

加减：便秘加牛蒡子 15g，瓜蒌仁 12g，水煎服，每日一剂连服 5 日。

2. 乳腺增生症经验方

组成：当归 15g，白芍 15g，柴胡、白术、薄荷、生姜各 15g，甘草 10g，王不留行 15g，丹参、茯苓各 20g，鹿角霜 25g。

加减：伴纤维瘤加夏枯草 20g；心烦易怒加丹皮、山栀各 10g；乳房胀痛加橘核、川楝子、元胡各 10g；有硬块加三棱、莪术、桃仁、红花各 10g；阴虚加生地 15g，枸杞子 12g，菟丝子 10g；冲任不调加仙灵脾、仙茅各 10g。

3. 乳腺小叶增生经验方

处方 1：当归、白芍、柴胡、茯苓、白术、香附各 10g，枳壳、丹皮、郁金各 12g，牡蛎 30g，水煎服，一日一剂。

重症者加赤芍、丝瓜络各 15g，鹿角霜 10g，浙贝母 20g，穿山甲 12g，水煎服，每日一剂。

处方 2：全蝎 100g，瓜蒌 1 枚，将蝎子分装于瓜蒌内，置烤箱内烤干，研为细末，每次 3g，每日服 3 次，40 天为一疗程。

处方 3：醋柴胡、香附各 10g，蒲公英 30g，赤药 12g，红花 5g，患处有硬块加山楂 15g；胀痛剧加王不留行、刘寄奴各 10g；痛及胁肋加丹参 20g；月经超前加益母草 20g；气虚加党参、黄芪各 20g，水煎服，一日一剂。

主治：血瘀气滞，痰湿阻滞型子宫肌瘤，症见舌苔薄，舌边有瘀点，脉弦。

二、更年期综合征效验方

处方 1：玄参 10g，丹参 20g，党参 15g，天冬 10g，麦冬 10g，生地 12g，熟地 20g，柏子仁 15g，酸枣仁 20g，远志 5g，当归 10g，茯苓 20g，白芍 20g，元胡 10g，龙骨 15g，牡蛎 20g，五味子 10g，桔梗 10g。

服法：水煎服，一日一剂。

处方 2：沙参 20g，熟地 20g，山药 20g，枸杞 20g，菟丝子 20g，五味子 15g，女贞子 15g，当归 10g，桑椹子 15g，茺蔚子 20g，柏子仁 12g，夜交藤 20g。

功能主治：益肾补气，养血安神，滋水涵木，平肝潜阳。症见月经不规则，精神倦怠，头晕耳鸣，健忘失眠，情志不舒，烦躁易怒，心悸多梦，手足心热，汗多口干之肾虚型更年期综合征。

加减：若偏肾阴虚者去当归加麦冬、知母各 15g，龟甲 20g；偏阴虚者去茺蔚子、柏子仁，加山萸肉、附子各 10g，肉桂 5g；心肾不交加远志、琥珀各 10g；肝肾阴虚去当归、五味子、菟丝子加石决明、旱莲草、夏枯草、珍珠母各 15g。

三、月经不调经验方

处方 1：丹参 20g，杭白芍 15g，当归 20g，柴胡 10g，木香 15g，香附 15g，生姜 10g，大枣 3 枚。

服法：水煎服，一日一剂。

主治：月经不调，提前或错后。

加减：月经提前在上方基础上加丹皮 12g，白薇 12g；月经错后在上方基础上加小茴香 10g，艾叶 12g；腹痛加元胡 12g，川楝子 12g。

处方 2：刘寄奴 12g，大、小蓟各 18g，川断 15g，杭芍 15g，藕节 12g，贯众炭 30g。

服法：水煎服，一日一剂。

主治：血瘀夹热型崩漏。

处方 3：党参 18g，黄芪 30g，白术 12g，升麻 10g，姜炭 10g，阿胶（烊化）15g，棕榈炭 30g，甘草 10g，当归 12g，熟地 18g。

服法：水煎服，一日一剂。

主治：气血两虚型崩漏。

处方 4：黄芪 30g，当归 12g，仙灵脾 12g，川断 18g，菟丝子 15g，枸杞子 15g，车前子 12g，五味子 10g，覆盆子 30g。

服法：水煎服，一日一剂。

主治：血止后，青春期的女性，用中药调节人工周期。

处方 5：丹参 18g，赤芍 15g，当归 12g，柴胡 12g，香附 12g，木香 10g，桃仁 12g，红花 12g，坤草 30g，鸡血藤 30g。

服法：水煎服，一日一剂。

主治：各种月经不调。

四、闭经经验方

处方 1：当归 18g，赤芍 10g，香附 10g，熟地 20g，枸杞子 20g，覆盆子 20g，菟丝子 15g，仙灵脾 15g。

服法：水煎服，一日一剂。

主治：闭经后全身无力、腰酸、白带少或无（卵巢功能低下常用方）。

处方 2：山楂 30g，当归 20g，白术 18g，山药 18g，刘寄奴 20g，丹参 15g，赤芍 15g，桂圆肉 15g，凌霄花 15g，枸杞子 15g。

服法：水煎服，一日一剂。

主治：闭经后四肢无力、性欲淡漠、舌红少苔、脉沉细之脾肾双虚证。

处方 3：生蒲黄 10g，五灵脂 10g，炒楂肉 12g，桃仁 12g，红花 12g，泽兰 10g，凌霄花 10g，马鞭草 15g，苏木 10g，刘寄奴 15g，益母草 15g。

服法：水煎服，一日一剂。

主治：闭经、小腹胀痛，月经数月不行，烦躁易怒，胸胁胀满，舌暗红有瘀点，脉沉涩之气滞血瘀证。

加减：服药 10 剂后，如月经仍未来潮，可在上方加香附 10g，三棱 15g，莪术 15g，川牛膝 20g，血竭 10g，去楂肉、马鞭草、益母草，水煎服，一日一剂。

五、痛经经验方

处方 1：当归 15g，生地 15g，桃仁 12g，红花 12g，甘草 10g，枳壳 15g，赤芍 15g，柴胡 12g，川芎 15g，桔梗 15g，川牛膝 15g。

服法：水煎服，一日一剂。

主治：血瘀型痛经，症见经前或经中，小腹胀痛，甚则连及胸胁，经量少而有块、色黑。

处方 2：当归 15g，赤芍 15g，柴胡 12g，茯苓 18g，白术 15g，薄荷 10g，甘草 10g，香附 15g，郁金 12g，元胡 15g。

服法：水煎服，一日一剂。

主治：气滞型痛经，症见胸胁乳房胀痛，经行有块，舌暗，脉沉涩。

处方 3：小茴香 10g，炮姜 10g，元胡 12g，五灵脂 12g，没药 12g，川芎 12g，当归 15g，生蒲黄 12g，官桂 6g，赤芍 12g。

服法：水煎服，一日一剂。

主治：寒凝血瘀型痛经，症见经前或经中，小腹绞痛有冷感，拒按，经来量少，色暗红有块。

处方 4：元胡 500g，丹参 500g，沉香 84g，没药 500g，川楝子

500g，广木香 370g，川芎 120g。

服法：研细末，每服 10g，一日 3 次。

主治：适用于各种痛经。

六、带下病经验方

1. 湿热下注型黄带方

组成：猪苓 15g，茯苓 12g，车前子 18g，泽泻 15g，茵陈 30g，赤芍 12g，丹皮 12g，黄柏 10g，栀子 10g，牛膝 10g。

服法：水煎服，一日一剂。

2. 赤白带下方

组成：当归 12g，杭芍 12g，川芎 10g，生地 15g，香附 15g，黄柏 12g，煅牡蛎 15g，赤石脂 15g，海螵蛸 15g，椿根皮 12g，云苓 18g。

服法：水煎服，一日一剂。

加减：白带多，势如崩漏加五倍子 12g；白带多，如稀水加车前子 12g，猪苓 12g，水煎服，一日一剂。

七、盆腔炎

1. 急性盆腔炎方

主症：发热恶寒，口干欲饮，下腹痛而拒按，腰部酸坠，白带多而有臭味，质稠色黄，有时呈脓样，小便涩痛。

处方 1：当归 12g，赤芍 15g，香附 12g，木香 10g，川楝子 12g，元胡 12g，金银花 30g，地丁 30g，败酱草 30g，丹皮 12g，水煎服，一日一剂。

处方 2：半枝莲 18g，鱼腥草 18g，木鳖子 12g，蜂房 18g，山慈菇 18g，苦参 18g，板蓝根 30g，白头翁 18g。

服法：水煎服，一日一剂。

2. 慢性盆腔炎方

主症：下腹隐隐作痛、胀坠感，腰酸痛，经期加重，经期延长或月经过多，白带多。

处方 1：丹参 20g，青皮 12g，郁金 12g，香附 12g，当归 12g，赤芍 15g，川楝子 12g，没药 12g，五灵脂 15g，水煎服，一日一剂。

处方 2：南星 18g，白芥子 18g，川椒 10g，附子 12g，干姜 12g，白芷 18g，吴茱萸 12g，小茴香 15g，水煎服，一日一剂。

加减：有包块的，上两方中加刘寄奴 18g，木鳖子 12g，马鞭草 18g，水煎服，一日一剂。

处方 3：丹参 30g，赤芍 18g，败酱草 30g，公英 30g，红藤 30g，川楝子 18g，煎 1000mL，保留灌肠，一日一次。

处方 4：千年健、追地风、乳香、川芎、白芷、没药、血竭、红花、独活、羌活各 10g，寄生、川断、防风、赤芍、归尾、五加皮各 15g，艾叶、透骨草各 150g，将上药装入布袋，每次蒸半小时后，在小腹部热敷半小时，一日一次或两次，一剂可用三十次，月经来潮期间停用。

3. 输卵管积水

处方 1：当归 12g，川芎 15g，荆芥 15g，藁本 15g，蔓荆子 15g，昆布 15g，海藻 15g，水煎服，一日一剂。

处方 2：沙参 30g，广木香 10g，荜茇 12g，附片 12g，大茴香 10g，云苓 12g，川楝子 12g，玉片 15g，水煎服，一日一剂。

八、外阴疾病

1. 外阴瘙痒方

青黛 30g，滑石 30g，冰片 0.5g，外敷。

2. 外阴溃疡方

蛤粉 30g，冰片 0.5g，樟丹 18g，雄黄 12g，硇砂 0.5g，硼砂 0.5g。外敷。

3. 外阴白斑外洗方

主症：外阴奇痒、疼痛烧灼、萎缩、角化、肥厚甚至破溃。

处方 1：地肤子 30g，公英 18g，蛇床子 18g，白鲜皮 18g，鹤虱

18g，补骨脂 18g，甘草 10g，枯矾 18g，硼砂 10g。

处方 2：冰片 10g，儿茶 10g，蟾酥 0.5g，轻粉 5g，硫黄 5g，硼砂 10g，乳香 10g，血竭 10g，枯矾 5g。以上诸药共研为细面，用鸡蛋清或凡士林调匀外敷涂患处。

处方 3：血竭 18g，炉甘石 18g，冰片 30g，蟾酥 18g，黄柏 30g，硼砂 30g，乳香 18g，没药 18g，补骨脂 18g。以上诸药共研为细末，用鱼肝油调匀外涂患处。

处方 4：淫羊藿研细面，用鱼肝油调匀，外涂患处。

4. 外阴白斑内服方

处方 1：百部 15g，鸡冠花 12g，石韦 12g，白薇 10g，鸡血藤 12g，当归 12g，月季花 15g，刘寄奴 10g，川断 10g，茯苓皮 15g，扁豆花 10g，甘草 10g，水煎服，一日一剂。

处方 2：羌活 12g，茵陈 12g，黄芩 12g，炙甘草 10g，防风 12g，猪苓 12g，知母 12g，当归 12g，升麻 12g，葛根 12g，苦参 12g，党参 18g，苍、白术各 12g，水煎服，一日一剂。

5. 滴虫性阴道炎外洗方

组成：蛇床子 30g，苦参 12g，雄黄 12g，五倍子 18g，枯矾 12g。水煎外洗，一日两次。

6. 霉菌性阴道炎方

处方 1：草决明粉，每次 1g，隔日一次，外涂患处。

处方 2：冰硼散，外用，一日一次。

处方 3：蛇床子 18g，苦参 18g，百部 18g，雄黄 18g，枯矾 18g。水煎熏洗，一日两次。

九、宫颈炎

处方 1：适用于宫颈糜烂。

组成：蛇床子 60g，川椒 30g，白矾 30g，白鲜皮 30g，硼砂 60g，苍耳 30g，血竭 30g，儿茶 30g。共为细末，涂于糜烂面，三日一次。

处方 2：适用于宫颈糜烂恢复期。

组成：五倍子 150g，轻粉 70g，黄连 150g，白及 500g，冰片 30g，象皮 500g，共为细末，涂于糜烂面，三日一次。

处方 3：适用于重度糜烂。

组成：硇砂 0.5g，冰片 1g，麝香 0.2g，血竭 12g，乳香 12g，没药 12g，硼砂 30g，五倍子 90g，龙骨 12g。共为细末，涂于糜烂面，三日一次，或隔日一次。

十、妊娠呕吐

1. 气虚型

组成：砂仁 10g，木香 10g，陈皮 12g，生姜 12g，党参 18g，白术 18g，茯苓 12g，甘草 10g，水煎服，一日一剂。

2. 偏热型：橘皮 12g，竹茹 12g，党参 12g，甘草 10g，生姜三片，大枣三枚，藿香 12g，黄芩 12g，水煎服，一日一剂。

十一、流产

1. 先兆流产

主症：下腹部疼痛，无阵发性的剧烈收缩，阴道有少量流血，腰部轻微酸痛。

处方：当归 12g，杭芍 15g，熟地 15g，川断 18g，阿胶 15g，艾叶炭 12g。

2. 习惯性流产

主症：妊娠期间，腰部酸胀，小腹下坠，曾连续发生滑胎三胎以上。

处方：焦白术 30g，焦杜仲 20g，菟丝子 20g，川断 15g，砂仁 10g，甘草 10g，水煎服，一日一剂。

十二、不孕症

1. 原发性不孕

处方：熟地 20g，白芍 18g，当归 18g，香附 12g，覆盆子 12g，菟丝子 15g，枸杞 15g，五味子 10g，车前子 12g，川断 12g，杜仲 12g，紫石英 15g，丁香 10g。

服法：水煎服，一日一剂。

2. 肥胖不孕者

处方：半夏 12g，云苓 18g，陈皮 12g，甘草 10g，香附 12g，川芎 10g，苍术 12g，神曲 12g。

服法：水煎服，一日一剂。

3. 子宫发育不全

处方：川芎 60g，香附 10g，陈皮 10g，半夏 12g，云苓 12g，白术 12g，神曲 12g。

服法：水煎服，于月经净后，连服 7～10 剂，每日一剂，一日两次。

十三、宫外孕

处方：丹参 18g，赤芍 12g，乳香 12g，没药 10g，桃仁 12g，红花 12g，当归 18g，元胡 12g。

加减：包块型，加三棱 12g，莪术 12g，或加木鳖子 12g，马鞭草 18g，刘寄奴 18g。

十四、妇科肿瘤

1. 卵巢囊肿方

处方：当归 12g，赤芍 15g，川芎 12g，蒲黄 10g，五灵脂 10g，官桂 10g，小茴香 10g，元胡 12g。水煎服，一日一剂。

2. 子宫肌瘤方

主症：腹有积块，固定不移或可移，脉沉涩，舌边紫。

处方：桂枝 10g，茯苓 15g，丹皮 12g，桃仁 12g，赤芍 18g，丹参 30g，内金 12g，刘寄奴 18g，木别子 12g，马鞭草 18g，三棱、莪术各 12g，水煎服，一日一剂。

第四章

解开健康长寿的密码

21世纪是长寿时代，不是仅对老年人讲的，而是对所有人讲的，人人应享有生命100年，世界卫生组织提出的健康"新地平线"包括三个阶段：①青年以前是生命准备期。②中年是生命保护期。③晚年是生命质量期。人的生命质量如何，是一生的总结，必须从青年时期开始重视健康，懂得自我保健就可为一生打下坚实的基础。为什么很多人没有享尽天年？没有活到平均年龄？这其中有很多复杂的原因，但从健康角度看，就是健康意识淡薄，不懂得健康知识，不会健康生活，缺乏自我保健能力，没有把健康的密码掌握在自己手中。未来医学是预防医学，预防医学的核心是自我保健医学，我们应该把健康的密码牢牢掌握在自己的手中。要珍惜健康，善待生命，因为没有健康就没有生命，没有生命就没有一切。也就是说健康是金子，健康是无价之宝，健康是人生的第一财富。

在21世纪这个长寿的时代，怎样才能达到健康的生活和实现健康长寿呢？带着这个问题笔者这几年走访了台湾的长寿村阿里山区和新疆和田地区的长寿乡。和田地区很小，但有百岁老人213位，是全世界五大长寿区之一，有一位139岁的高寿冠军叫拉兹拉沙依，身体很好，139岁还喜结良缘，婚后老人身体很健康。我们陕西的城固县也是一个长寿县，我们陕西107个县共有130位长寿老人，其中城固县就有26位，最大的女寿星107岁，最大的男寿星123岁。男寿星名叫胥发生，是陕西省的长寿冠军，我们去看望他时，却到处找不到他，原来他在厨房给自己煮面条，他不要别人侍候，热爱劳动，自己上山采药，自己锻炼，自己做饭，我们和老人谈话时他脑子很清楚，能记起很多过去的事，谈到当今社会，他说："现在是太平盛世。"

全世界长寿地区和闻名的长寿之乡，如秘鲁的维尔卡旺巴，巴基斯坦的罕萨，尼泊尔的洪扎，日本的立花等和中国六大长寿之乡等，都地处高寒地带或远离嚣尘和无污染的偏僻地区，长寿者大都生活在海拔较高的山谷和人烟稀少的地区。但在我国有一个地处长江中下游平原的长寿之乡，它没有远离现代都市文明，但依靠人类自身的努力，利用一整套健康的生活方式，在闹市之中创造出一片长寿仙地。它就是江苏省一个普通地级市——如皋市。它地处长江三角洲城市圈内，与南京、上海等国际大都市相毗邻，与苏州、扬州等旅游胜地相邻近，可以说，它是一个处在闹市之中的长寿仙地。

如皋市总人口共有250万人，但百岁以上老人却有400余人，90～99岁的老人有5000多人，80～89岁的老人超过6万，国际公认的长寿之乡标准是每百万人口中有75位百岁老人，如皋超过国际标准整整一倍多。那里的老人之所以长寿，关键在于有一套健康的生活方式，而这套方式是完全可以被模仿和复制的！笔者把如皋老人的生活方式和有关如皋地区老人的健康方式资料和《如皋健康养生方案》进行学习和总结发现，这是一套非常具有普遍性、可塑性，易学易懂，行之有效的科学健康养生方案。

如皋人吃饭一日三餐遵循"淡、杂、鲜、野"的健康饮食原则，每餐务求清淡，早晨、晚上一般都要喝粗细搭配的玉米糁儿粥，中午米饭随意吃，炒菜荤素比例合理，再好的东西也不多吃，每顿只吃七八成饱，而且不挑食。土里长的，地上走的，天上飞的，水里游的，什么都吃，但什么都不多吃。

起居方面：日出则起，日落而息，中午睡个小觉，保证每天睡眠不低于8小时，早晨起来，不慌起床，先搓脸搓耳朵，头脑清醒，人也精神了才起床，洗漱后再用手指梳头，按摩一下头皮，晚上临睡前用热水泡泡脚或搓搓脚，天气好时，出去散步，晒晒太阳，做做甩手运动，踮踮脚尖，或带上孙辈一起到广场放风筝，不出门就在家中静坐半小时，或者读书看报，写写字，下小雨时，慢慢溜达溜达呼吸雨中的新鲜空气。

运用上面这些简单的养生方式，许多患上糖尿病、高血压、冠心病等疾病的人，依然可以获得高寿。在调查中发现有很多长寿老人带病延年，用他们的话说就是"病秧子熬出了大寿命"，一位106岁的老太太70多岁时检查心脏有问题，心跳过快，每分钟110次，多年来一直如此，除了随身带着速效救心丸外其他药很少用，也安然闯过了百岁大关。

长寿乡人遵循着淡、杂、鲜、野的饮食原则。

"淡"，其中暗含的是一个以儒家食礼学说和道家养生学说为核心的长寿养生概念。炒菜时很少放盐，或者用糖、醋、姜、葱、胡椒、大蒜等来替代盐和酱油调味，和日本人的饮食中用柠檬来代替盐，冰岛人以鱼虾和蔬菜为主要食材一样。少盐淡食是如皋人的饮食习惯，一大家人通常半年才能吃完一包500g的盐，这在其他地方的人看来都有点儿不可思议。明代学者陈继儒写了一本《养生肤语》，就讲了一个少吃盐可让人长寿的小故事。他说他曾经到过一个地方，那里有兄弟三人都90多岁了身体还非常强壮健康，他问三兄弟养生秘诀，三人回答："我们这儿不产盐，吃盐比较困难，所以就尽量少吃盐，而且每天坚持干农活，其他没什么。"听到这里陈继儒就写了一首诗流传了下来，"咸味伤人无所知，能甘淡薄是吾师，三千功行从兹始，天鉴行藏信有之"。从生理需要角度来讲，成人每天吃1g盐就足够了，当然那样饭菜未免太没味道，所以世界卫生组织建议，成人每天吃盐不超过5g，南方人饮食本来清淡，一般不会超过这个量，但北方人口味偏重，觉得盐、酱油放少了，菜就没法吃，而且除炒菜之外，还要吃咸菜、咸肉、咸蛋等食品，每天盐的摄入量肯定超标。长此以往，必然身体健康堪忧。现代医学研究表明，盐是造成人们高血压的第一罪魁祸首，所以炒菜时要少放盐，用醋、姜、葱、胡椒代替，长此以往坚持下去，高血压、肾病等疾病会离我们越来越远，达到长寿。

"杂"，即吃杂，就是粗粮、细粮混着吃，荤菜、素菜搭配吃，食杂是当地人的传统习惯，百岁老人中80%的人既吃大米、白面等细粮，又吃玉米、燕麦、黄豆等粗粮，尤其是玉米椮儿粥是每天早晚的必食食品，主食之外又搭配蔬菜、水果、干果，既有正餐，又有小吃零食，食品达到了丰富多元化。从现代营养学角度说，任何一种食物都不能单独满足人体所需要的多种营养素，所以只摄入单一食品肯定会造成人体营养的缺失。我们传统中医就有"五谷为养，五果为助，五畜为益，五菜为充"之说，认为吃得越杂，越有利于人体的阴阳平衡和脏腑协调。自然界的食物链，营养链都是相互依存的，人体各个器官也不例外。

从饮食美学的角度来说，只习惯吃几种食物，人的口味会产生审美疲劳，而经常以不同品种和不同口味的食物来调适生活，就会使口味如诗如画，令人神往。

"鲜"，健康吃法吃东西时特别讲究新鲜，有的地方称为"出水鲜"，比如肉要当天宰的，虾要当天捞的，鱼要现场剖的，青菜要早上拔的，瓜果要当时摘的，豆腐、豆类食品绝对要当天做的，长寿乡人的冰箱里很少储藏蔬菜，基本都是当天赶早市买的。现在每逢节假日到处都能看到很多旅游者全家出动，再约上几个好友上山观美景，入园采瓜果，现摘现吃，其乐无穷。

新鲜水果、蔬菜不但保持了食物的原汁原味和好口感，而且里面的营养成分也破坏得很少。它们就好比清晨的清新空气，携带了生命最初的信息密码，附加着大自然的阳刚之气，被人体摄入后，它具有补益心脾，养护肝肾，调适脏腑的功能，所以有一句话："宁可三日无肉，不可一日无蔬。"

各种资料表明，新鲜蔬菜提取物具有明显的抗感染、抗病毒作用，它们中含有一种干扰素诱生剂能抑制肿瘤，但放置两天后，这些蔬菜和瓜果所含的抗病毒和抗癌物质会丧失殆尽。

"野"，在长寿区人的眼中，蓬勃生长的野菜是大自然的精髓，它采集天地间之灵气，吸取日月之精华，是护佑生命的珍馐佳肴，所以在长寿之乡的饭桌上一年四季都有新鲜碧绿的野菜佐餐，他们的饮食习惯是"蔬菜不吃吃野菜"。

野菜的采集和食用在我国有着悠久的历史，历代医家认为"野生之菜"是难得的长寿佳品，也就是现在我们说的无污染，纯绿色植物。如春天摘香椿头、槐花、皂角树芽、枸杞头，夏天挖小蒜和芦笋，秋冬吃萝卜缨、荠菜。野菜不仅能够丰富餐桌，它还是防病治病的良药，比如荠菜可清肝明目，中和脾胃，止血降压，能治疗痢疾、肝炎、高血压、眼病等疾患；蒲公英有清热解毒的功效，适合于糖尿病和肝炎病人食用。马齿苋不但消炎解毒的作用显著，而且还能预防痢疾，并对胃炎、十二指肠溃疡、口腔溃疡有独特的疗效，铁苋菜清热利湿，可治痢疾、肠炎、膀胱结石、甲状腺肿大、咽喉肿痛等病。

人类对营养的认识过程就是人类健康不断增进的过程，"淡、杂、鲜、野"四字概括了长寿之乡饮食文化中所隐含的长寿奥秘。作为一种源于大自然，融入地方文化的饮食特色，经过长期的生活实践已获得了广泛认同，并且使长寿之乡的人们受益，从这个意义上说识得"淡、杂、鲜、野"的饮食秘诀，就是找到了打开健康长寿之门的第一把钥匙。

第五章

秘法薪传

我在长期医疗实践中深感千金易得，一效难求，一个"效"字难倒多少医中人。所谓中医治病"绝招"是指在临床实践中确实有独特的疗效，行之有效的方法、方药，它们经过千百次实践，疗效可靠。笔者自幼时起，即受舅父庭训，研习中医。本章所述是我临床几十年来从众多方中检验出的有效之方，有祖传、有验方、有名方，有众多医家和前辈的珍贵教益，更闪烁着众多医家、养生家无穷的智慧，演绎着道家、儒家超凡脱尘的感悟，临床效果颇佳，对疑难顽症，用一句话全概括，是临床积累的"零金碎玉、真金白银"，作者从科学性、实用性出发，采民众之精华，集国医之妙术，使读者从中受到中医药高雅文化的熏陶，增强中华民族的自豪感和振兴中医药的使命感。

一、止咳平喘汤

处方组成：土茯苓 15g，紫苏子 15g，炙麻黄 10g，清半夏 12g，葶苈子 15g（布包），炙款冬花 12g，白芥子 15g，炙橘红 12g，杏仁 12g，炙甘草 12g，荆芥 12g，前胡 15g，桔梗 10g，枇杷叶 10g，白前 10g，天竺黄 15g（痰黏稠者用）。

1. 本方宣肺、平喘、降气祛痰、止咳诸法同用，故对风寒咳喘有很好的止咳平喘功效。

2. 方中麻、杏、草（三拗汤）辛温散邪、宣肺平喘，白芥子、葶苈子、紫苏子三味是取三子养亲汤降气消痰之意，临床上与三拗汤配合一升一降，疗效益彰，葶苈子、白芥子、紫苏子合用治疗痰多咳喘症，每获良效。

3. 该方屡用屡效，特别是对外感咳嗽，暴喘痰壅，内蕴痰浊，痰阻气逆，喉间痰声辘辘，每听诊时双肺布满啰音，伴发热，白细胞增高，病程一般半个月以上，静脉注射各种抗生素和服止咳药均无效，或因失治误治而长期咳嗽不愈者有良好的效果，小儿患者须按年龄或体重计算药量。

4. 临床上除出现反复咳嗽外，同时伴有呼吸急促，气喘痰鸣等症状，而止咳平喘汤从宣肺祛痰入手，力专效宏。

此方乃俞慎初老中医所传之方，自从我得到此方之后，临床应用疗效很好，临床稍作加减病即应手而愈，治愈病例无数。在哮喘治疗上，我爱用老一代的经验方，去伪存真，追求疗效。

二、风哮（支气管哮喘）哮喘宁方

处方组成：柴胡 10g，葶苈子 10g，全瓜蒌 15g，黄芩 10g，清半夏 10g，地龙 15g，钩藤 12g，白芍 10g，丹参 15g，太子参 15g，乌梅 15g，防风 10g，连翘 12g，炙麻黄 8g，生甘草 6g，赤小豆 15g，水煎服，每日一剂。

验案：王某，男，48 岁，干部。主诉：发作性哮喘 15 年。现病史：1982 年开始喉中痰鸣气喘，用强地松治疗后好转，其后遇冷即发，愈来愈重，尤其是这两年四季均发，每因气候变化诱发而加重，用脱敏疗法、穴位敷贴膏药等治疗无效，常服海珠喘息定、蛤蚧定喘胶囊，喘甚则用氨茶碱、强地松、舒喘灵气雾剂等，此次因食用冰冷食物受凉而诱发哮喘。

检查：哮鸣喘憋，夜间加重，不能平卧，卧则需用舒喘灵气雾剂每晚喷六次，干咳，少痰，气短自汗，动则喘甚，咽干口燥，双肺布满哮鸣音，舌尖红，舌质淡略胖，苔薄白腻、脉弦细。既往有荨麻疹史。

中医诊断：哮病（风哮）。

西医诊断：支气管哮喘。

治法：养阴益气平喘。

处方：柴胡 10g，葶苈子 10g，全瓜蒌 15g，黄芩 10g，清半夏 10g，地龙 15g，钩藤 12g，白芍 10g，丹参 15g，太子参 15g，乌梅 15g，防风 10g，连翘 12g，炙麻黄 5g，生甘草 10g，赤小豆 15g。水煎服，每日一剂。

服药 3 剂后，哮喘症状明显减轻，夜间已不需用舒喘灵气雾剂，可平卧入睡，大便亦畅，以上方调治两周，每日一剂，诸症消失，已正常上班工作。

按语：患者禀赋虚弱，气阴两虚，久病不愈，肝脾肾俱虚，津液输布代谢失常，痰浊内生，瘀血内停，风邪自皮毛而入，风痰互侵，内伏于肺，每遇风寒则诱发哮喘，此次因食凉冷食物，壅毒化热生风，引动伏邪风痰气逆，夹痰上扰而发，故用哮喘宁汤加太子参、乌梅益气养阴息风，加连翘、赤小豆益气、清热解毒、利湿而取得满意疗效，此为国家名老中医武维屏教授治喘名方，我屡用屡效。民间有句俗语"名医不治喘，治喘没有脸"，说明了喘证临床治愈之难，但武教授此方对哮喘临床效果很好。

三、痰哮、支气管哮喘验方——麻黄连翘赤小豆汤合金水六君煎加减

处方组成：熟地 30g，陈皮 15g，清半夏 12g，云苓 15g，苏梗 10g，藿梗 10g，知母、贝母各 10g，赤小豆 20g，连翘 10g，炙麻黄 10g，白芥子 10g，金沸草 10g，苍白术各 15g，炒苡仁 30g，砂仁 10g。

方解：痰为哮喘之根，痰的产生是因为肺脾肾虚，旧痰内伏，遇外感引发痰气相搏，发为痰喘，该方以金水六君煎加金沸草、白芥子、知母、贝母滋肾益肺化痰渗湿；炙麻黄、连翘、赤小豆、苏藿梗宣肺理气，清热解毒，扶正固本，健脾益肾，化痰除湿。

验案：王某，女，58 岁，在县农业技术站工作。主诉：发作性痰喘 15 年，加重伴咳脓痰 2 周。现病史：患者 15 年前被诊断为患有支气管哮喘，曾间断性服用百喘朋、氨茶碱等西药对症治疗，未曾坚持规律用药，15 年来哮喘逐渐加重。2 周前发热后哮喘加重，咳黄稠黏痰，医院给头孢、沐舒坦、氨茶碱等抗菌、化痰、解痉平喘的药物治疗 2 周，喘息略有缓解，但仍咳嗽气短，咳大量白色泡沫痰，遂来门

诊治疗。

查体：气短咳喘，早晨起来咳大量白色泡沫痰，下午咳黄痰伴头晕乏力，手足心热，双肺满布哮鸣音，舌质暗淡，苔白腻微黄，脉沉细略滑。

中医诊断：哮病（痰哮）。

西医诊断：支气管哮喘。

辨证：肺肾两虚，痰湿上泛。

治法：补益肺肾，宣肺化痰。

处方：当归15g，熟地20g，陈皮10g，法半夏10g，茯苓15g，白芥子10g，炙麻黄10g，连翘10g，赤小豆20g，知母10g，贝母10g，苏梗10g，藿梗10g。服法：五剂，水煎服，一日一剂。

五剂药服完后患者咳嗽明显减轻，痰量明显减少，诸症均有改善，以上方再服10剂，痊愈上班。

四、激素依赖性哮喘验方——乌梅丸合小柴胡汤加减

组成：乌梅8g，补骨脂10g，仙灵脾10g，炙麻黄8g，杏仁10g，炒薏苡仁15g，柴胡6g，黄芩15g，清半夏15g，当归10g，太子参15g，黄柏12g，川贝12g，细辛5g。服法：水煎服，一日一剂。

验案：张某，女，52岁，北关中学教师。主诉：喘憋咳嗽反复发作8年多，加重3月。现病史：8年前感冒后出现喘息咳嗽。当地医院诊断为"支气管哮喘"。频繁发作，无季节性，曾于西安等地住院治疗，吸入奈德奈德气雾剂、沙丁胺醇气雾剂，口服特布他林，哮喘控制不佳，近2个月来哮喘发作频繁，于县医院注射激素后改为口服强地松每次10mg，1日3次，茶碱缓释片每次2片，1日3次。

查体：气喘、咳嗽、咽痒、呛咳、咯白色泡沫样痰，胸中痰堵难以咳出，激素面容，舌胖暗红，苔腻微黄，脉沉滑。

中医诊断：哮病。

西医诊断：激素依赖型哮喘。

辨证：阴阳失调，肝风内扰。

治法：调肝理肺，温肾定喘。

处方：乌梅 8g，补骨脂 10g，仙灵脾 10g，炙麻黄 6g，杏仁 10g，炒薏苡仁 30g，柴胡 10g，黄芩 15g，清半夏 10g，当归 15g，太子参 15g，黄柏 5g，川贝 10g，细辛 3g，服药 15 剂，诸症好转，强地松改为 5mg，1 日 2 次，茶碱缓释片 1 日 2 片，病情稳定。

检查：无咳嗽，痰白，易咳出，痰量较多，饮食二便可，舌苔薄黄腻，脉弦，继用前方加米壳 10g，黄柏 10g。

服上方 15 剂后病情平稳，哮喘发作次数明显减少，晨起痰多，现强地松已改为 1 日 1 次，每次 5mg，舌胖，苔薄黄略腻，脉弦滑。

处方：太子参 150g，补骨脂 100g，柴胡 100g，黄芩 100g，清半夏 100g，川贝母 100g，丹参 100g，细辛 30g，五味子 100g，乌梅 100g，瓜蒌 200g，炒薏苡仁 300g，茵陈 150g，辛夷 100g，地龙 150g，前胡 120g，炙麻黄 80g，炼蜜为丸，每次服 15g，1 日 2 次。3 个月后，来门诊复查自述激素已停用，病情已稳定。

按语：激素依赖型哮喘治疗要以补肾、调肝、健脾为主，因患者患病多年，用激素损及肝肾，使患者肝阴不足，虚风内扰，肾阳虚弱，痰饮内生，风痰上扰，所以喘咳难愈，用药需寒热同调，阴阳双补，柔肝息风，临床观察此方对激素依赖型哮喘确有很好的疗效。

五、慢性阻塞性肺系疾病验方——金水六君煎合生脉散加减

处方组成：当归 10g，生地 10g，陈皮 15g，茯苓 12g，清半夏 10g，太子参 20g，麦冬 15g，五味子 10g，制香附 10g，苏梗 10g，川贝 10g，丹参 15g，瓜蒌 10g，薤白 15g，炒薏苡仁 30g，熟地 20g，苏子 12g，款冬花 12g。

主治：慢性阻塞性肺疾病。

功效：补肺益肾，化痰理气。

此方为北京中医药大学武维屏教授经验方，我在临床中增补而成

运用后治疗慢阻肺 40 多例均取得很好疗效，值得继承和推广。

验案：刘某，男，78 岁，本县厚镇江刘沟村人。初诊日期：2015 年 11 月 12 日。现病史：患者三十多年前出现外感后咳嗽，又淋冷雨，此后病情反复发作，逐年加重，逐渐出现喘息胸闷，呼吸困难，张口抬肩呼吸，难以平卧等症状。自服止咳化痰药，但病情常反复发作，现每天吸入信必可，仍有咳嗽。胸部 CT 检查双肺结节伴条索影，右肺门增大。超声心动检查为三尖瓣反流，胸闷憋气，咳痰，痰白质稀，不易咳出，舌胖红，苔腻，脉弦滑。

中医诊断：肺胀。

西医诊断：慢性阻塞性肺疾病。

辨证：气阴不足，痰瘀内阻。

治法：补肺益肾，化痰理气。

处方：太子参 20g，沙参 10g，丹参 15g，荷梗 10g，当归 10g，清半夏 15g，麦冬 10g，五味子 10g，陈皮 10g，苏梗 10g，瓜蒌 10g，薤白 10g，炒薏仁 30g，知母 15g，款冬花 15g。

二诊：11 月 22 日。患者服上方七剂后胸闷减轻，咳嗽、咳痰减少，口干舌暗红，苔薄白，脉弦滑。继以上方加川贝 10g。

三诊服药 30 剂后患者诸症均减，病情稳定。

六、肺结节病效验方

组成：荆芥 10g，前胡 12g，柴胡 10g，黄芩 10g，清半夏 10g，炒枳壳 10g，川贝 10g，连翘 15g，炒牛蒡子 10g，瓜蒌 15g，生薏苡仁 30g，枇杷叶 15g，赤芍 10g，知母 10g，射干 10g，皂角刺 10g，夏枯草 10g，丹参 30g。服法：水煎服，一日一剂。

验案：王某，男，62 岁，孟村镇大亮村人。初诊日期：2015 年 8 月 3 日。现病史：十多年前出现咳嗽咳痰，未予重视，2015 年 7 月西安唐都医院查 CT 示：双肺多发结节影，大者直径约 20mm，心影增大，纵膈多发肿大淋巴结，建议进一步检查，经支气管镜活检诊断为：双肺结节影，性质待查（结节病）。

检查：咳嗽，痰难咯出，口干，舌淡胖，苔薄黄，脉滑有力。

中医诊断：肺结节病。

辨证：气阴两虚，痰热内阻。

治法：益气养阴，清热化痰。

处方：党参20g，生石膏20g，阿胶10g（烊化），麦冬15g，炙杷叶15g，桑叶15g，前胡12g，丹参30g，黄芩20g，川贝母15g，皂角刺10g，荆芥10g，瓜蒌15g，炒牛蒡子12g，海藻12g。

服上药10剂后，咳嗽减轻，舌淡，苔薄，脉滑。继原方上加射干15g，玉竹12g，煅瓦楞12g，清半夏15g，枳壳10g，天麻12g，枸杞15g，菊花10g，牛膝12g。

服上方40剂后，12月10日于唐都医院做CT示：双肺多发小结节影已消失，纵膈及两肺门区散在小淋巴结影，直径小于5公分，肺野未见异常高密度影，咳嗽痊愈。

结节病治法总括为化痰理气，活血化瘀，清热解毒，软坚散结，经治疗患者症状明显改善，CT检查肺结节消失。

七、肺间质纤维化效验方

处方组成：党参15g，麦冬15g，五味子20g，山萸肉20g，清半夏15g，贝母15g，三七粉3g（冲），防风10g，广地龙15g，赤芍10g，炒枳壳10g，柴胡10g，丹参20g，茯苓12g，黄芩15g，生黄芪30g，连翘12g，仙灵脾10g，炙麻黄6g，秦艽15g，鸡血藤20g，炒薏仁30g，茵陈15g，款冬花10g。

验案：王某,78岁，向阳公司干部。初诊时间：2013年3月10日。**主诉：**气喘咳嗽10年。**现病史：**患者10年前感冒后咳嗽气喘反复发作，3年前在唐都医院检查为肺纤维化、肺气肿、肺大疱，气喘逐渐加重，用激素治疗，服强地松10mg，1日3次，停药则喘，携带氧气瓶随时吸氧，咳嗽无痰，动则喘甚。

检查：动则气喘，生活不能自理，遇冷即感冒，咽痒作咳，舌暗红有裂纹，舌苔薄黄根腻，脉滑。

中医诊断：肺痿。

西医诊断：肺间质纤维化伴慢性阻塞性肺气肿。

辨证：气阴两虚，痰瘀阻肺。

治法：补益肺肾，化痰通络。

处方：党参15g，麦冬15g，五味子20g，山萸肉20g，清半夏15g，三七粉3g（冲），防风15g，地龙15g，赤芍10g，枳壳10g，柴胡10g，丹参20g，茯苓15g，贝母12g，黄芩15g，连翘12g，生黄芪30g，仙灵脾10g，炙麻黄6g，秦艽15g，鸡血藤20g，炒薏仁30g，茵陈15g，款冬花10g。

患者服用上方30剂后自觉症状减轻，在服中药期间已自停激素，可以自行上二楼而不出现气喘现象，生活可以自理。

按语：肺间质纤维化是临床难治性疾病，属本虚标实之病，本虚责之于肺脾肾，是气阴两虚，标实是痰浊瘀血。患者高龄，动则作喘，病在脾肾，舌暗红有裂纹属气阴两虚，苔腻脉滑属痰瘀阻肺，用生脉散益气养阴，半夏、茯苓、枳壳化痰通络，丹参、三七养血活血，山萸肉、茯苓健脾益肾，用药得当，故取得了很好的疗效。临床中用该方治疗肺间质纤维化患者20余例，均取得较好疗效。

八、特效宁肺丸治疗支气管哮喘

药物组成：海藻、昆布、蛤粉各150g，北沙参、百合、生地、玄参、茯苓、黄芩、钩藤、紫河车各90g，党参、黄芩、枇杷叶、半夏、陈皮、百部、杏仁、桔梗、瓜蒌皮、马兜铃各60g，旋覆花、麻黄各45g，瓜蒌仁450g，白果100g，小青蛙300g（焙干），桃仁、礞石各150g，大黄、党参、白芍各90g，柴胡45g，当归60g，青黛10g。炼蜜为丸，每次服6～9g，一般哮喘患者服500～1500g病情即获得改善。

验案：王某，女，78岁，患支气管哮喘已有二十余年，经常发作，气候变化时更甚，严重时喘声不断，口唇紫黯，历年来中西医治疗疗效不显，经人介绍来我门诊治病。

检查：面色无华，消瘦，肌肤枯槁，喘声不断，痰声辘辘，张口抬肩，咳嗽剧烈，脉结代，舌红无苔，听诊双肺满布哮鸣音，用过多种抗生素，现除服抗菌素和输液外，又服强地松，每次5mg，1日3次，即给特效宁肺丸，每次5g，1日3次，服药一个月即停激素药，服药2个月气喘症状消除，继服特效宁肺丸3个月，翌年立秋前后服宁肺丸500g，至今十余年未见复发。

此方是《新中医》杂志1984年第2期介绍的一个治疗支气管哮喘的经验方，临床效果很好，从1984年开始我每年按方制药经七八十位患者使用，均获得显著疗效。临床上有时根据虚实寒热进行简单加减，现已成为我治疗哮喘的王牌专方，治愈病例无数。

九、治寒喘经验方——麻黄附子细辛汤

处方组成：炙麻黄10g，附子10g，细辛10g。

方解：哮喘剧作，多为寒痰胶滞，气失升降，临证中常投麻黄附子细辛汤也有立竿见影之效。附子温肾散寒，麻黄宣肺平喘，麻黄得附子平喘而不伤正，附子又能制麻黄之辛散，因寒盛而喘者，服用后效果更佳，细辛通阳平喘，哮喘重时，量必重用，一般5g左右，喘急者常用到9g以上。

验案：许某，女，56岁，许庙山王村人，1979年3月28日初诊，哮喘10年，时轻时重，近三天来加重。

检查：呼吸急促，端坐呼吸，夜以继日喉中哮鸣，胸膈满闷，痰白而黏，面色晦滞，形寒怕冷，苔白滑，脉大而无根，每日服强地松，每次10mg，1日3次。即以炙麻黄10g，附子10g，细辛9g，清半夏15g，3剂，1日1剂，水煎服。

4月1日2诊，服药后咳嗽哮喘减轻，胸膈满闷消失，痰清稀，苔白腻脉沉，即以炙麻黄 50g，附子 50g，细辛 50g，清半夏 100g，五味子 100g，研为细末炼蜜为丸，每服 5g，1 日 3 次，半月后停服激素即下地劳动。

按语：哮喘为沉痼之证，缠绵反复，正气溃散，精气内伤，症状错综出现，常以寒痰阴凝于内者居多，用麻黄附子偕细辛，如红日当空，阴霾自化，能使喘平痰减，临床上即使舌质稍红，津液不足，经用麻附后阳气来复，津液上承，舌色反转润泽，所以在临床上宜大胆用药，不可拘泥。

十、治疑难杂症力专效宏的妙应丸

处方组成：大戟 100g，甘遂 100g，白芥子 100g。

用法：研细末，炼蜜为丸，每丸重 5g，空腹服一丸。

妙应丸是南宋陈无择先生编写的《三因方》中的家传秘方，后世医家用后临床效验非常，而赞誉良多，也可用于治疗外科多种疾病。在临床实践中对于因痰饮水湿所致的水肿、胸胁痛、胃脘痛、干咳、咳喘、癥积痞块、心下痞满和西医常见的因痰湿引起的慢性支气管炎、支气管哮喘、阻塞性肺气肿、结核性胸膜炎、渗出性胸膜炎、肝硬化腹水、胃肠神经官能症、幽门梗阻等疑难病有非常好的疗效。特别是对临床常见的顽痰、死血胶着不解而形成的结肿积聚等怪证，以及妇科、外科多种疾病，常获得意想不到的疗效，时人称其为"奇方"。

验案 1

患者王某，男，72 岁，本县三里镇南王村人，10 年前诊断为肝硬化，近半年来腹胀加重，渐至腹大如鼓，在西安传染病院治疗半月，臌胀加剧，腹胀难忍。遂出院来找我治疗，女儿从车上搀扶其下来，面色青黑，骨瘦如柴，腹大如瓮，腹部青筋暴露，腹大坚满，胁肋刺痛，面色黧黑，二便艰涩，下肢肿胀，口唇紫褐，舌紫暗有瘀斑，脉滑而沉细无力。相关检查为：CT 示脾大，大量腹水；X 线上消化道造影示食管下段静脉曲张。患者 10 年前诊断为肝硬化，即用中西医药双重治疗，从未间断。腹胀进行性加重，半年来虽经住院治疗，但病情未见遏制，反日益加重。

本病为本虚标实，虚实夹杂，水湿久滞，阻遏气机，遏伤阳气，脏腑衰惫，痰饮水湿愈聚愈多，形成恶性循环。目前痰饮水湿乃疾病之主要矛盾，攻逐痰饮水湿，即可切断恶性循环。遂予妙应丸1粒(5g)服之，服药90分钟后大便泻下污秽积水约1000mL，并泻下紫色血块，第2天又于空腹服药1粒，大便稀黑、腥臭，日排三四次，腹胀明显消退，腹部按之较软，精神转好，家人喜出望外。

第三天开始以妙应丸1粒（5g），一日2次，乌鸡白凤丸2粒（10g）一日2次，坚持服药一周后腹胀已基本消除，B超探查：少量腹水。饮食接近正常，精神已转好，能外出游玩。服药半月后B超检查：腹水全部消失。血检：血常规、总蛋白较前明显上升，腹胀及下肢肿胀全消。继以妙应丸每次5g，一日1次，乌鸡白凤丸10g，一日3次，20天后给妙应丸隔日1粒（5g），乌鸡白凤丸（10g）一日3次，自接受本法治疗以来，患者腹水消失，精神愉快，生活质量提高，腹胀再未复发。

验案2

王某，女，68岁，三官庙乡里峪湾村人。1988年5月31日初诊，患者自述胃脘疼痛十余年，每因进食生冷或情绪恼怒而复发，吞酸嗳气，痞闷纳呆，屡治无效，近3个月疼痛发作频繁，饮食减少，大便如柏油样，在西安市第一医院诊断为萎缩性胃炎，近日胃脘胀满，攻痛不止，并见呕吐，来院就诊。

查体：瘦弱神疲，面色晦暗，苔白滑腻，脉细涩，此为胃失和降，聚浊生痰，痰气交阻，胃腑血瘀，痰瘀互结，然羸弱神疲，我不敢滥用培补，以逐瘀涤痰为治法，仍以妙应丸1粒（5g）温水冲服，服药3小时后泻下红白秽滞之物夹稀水样便约800mL，胃脘胀满、攻痛已经减轻，即进米粥约200mL，翌日又服妙应丸1粒（5g），泻下污秽之物减少，胃已不痛，以后又隔日服妙应丸1粒（5g），坚持2月后诸证悉除，距今已二十余年，再未复发。

按语： 胃脘久痛，痞闷纳呆，面色晦滞，舌苔白滑，脉细涩，属痰瘀胶结，水聚成痰，痰湿阻遏，胃络气滞，瘀血内阻。用妙应丸胃气得畅，六腑以通，精微得化，而痰瘀得愈，临床证明妙应丸是治疗痰瘀互结型胃脘痛的有效良方。

十一、治疗久治不愈各种腹痛效果诚佳的"腹痛效灵汤"

处方组成： 百合 30g，乌药 10g，丹参 30g，檀香 6g（后下），砂仁 20g，高良姜 10g，制香附 12g。

此方主要用于治疗各种胸腹痛，尤其对于长期难愈的胃脘痛效果良好，临床几十年来治疗各种胃病效果都较好，如胃及十二指肠球部溃疡、胃黏膜脱垂、胃神经官能症和胃癌、胆囊炎、胆结石所致的各种疼痛均有效果，对胃脘痛的各种证型（如虚、实、寒、热）均有疗效，尤其对胸腹诸痛虚实寒热辨证不明确者用此方后均有较好疗效。

验案 1

王某，女，72 岁，本县大寨村农民，1992 年 2 月 19 日初诊。主诉：胃脘痛已二十多年，进食后更觉不适，伴口干、胸胁胀满不舒，脉数，舌质红，无苔，在县医院检查为慢性萎缩性胃炎。

中医辨证： 胃脘痛（胃阴不足，伴郁火内伏）。

处方： 丹参 20g，檀香 10g（后下），砂仁 20g（后下），百合 30g，香附 15g，石斛 15g，太子参 15g，蒲公英 20g，黄芩 10g，焦三仙各 15g。

上方服五剂，疼痛大减，口干消失，胸胁胀满不舒消失。遂以：丹参 100g，檀香 30g，砂仁 100g，百合 200g，香附 150g，石斛 100g，太子参 100g，蒲公英 150g，黄芩 100g，焦三仙 100g。研细末蜜丸，每服 10g，1 日 3 次，服药半年后随访，疼痛再未发作，胃镜检查萎缩性胃炎已消失。

验案 2

刘某，男，56 岁，本县三里镇南王村人，1990 年 4 月 10 日初诊。患者右胁下疼痛，时发时止，疼痛涉及肩胛部，在县医院做 B 超检查示"胆囊炎""胆结石",服消炎利胆和舒肝利胆排石药等,但疼痛未见缓解,近几个月来病势加剧,右胁及胃脘胀痛难忍,且以夜间疼痛为主,伴吐清水,舌质淡苔薄白,脉沉弦,症属肝郁脾虚,胃寒气滞,用腹痛效灵汤以温运中阳,舒木扶土。

处方: 百合40g,乌药12g,丹参30g,檀香10g,金钱草30g,砂仁10g,香附10g,柴胡15g,白芍20g,良姜10g,茯苓10g,鸡内金12g,元胡10g,九香虫10g,白术20g。

服上方五剂,胁肋疼痛已基本缓解,仍以原方加五味子15g,继服10剂,胁肋疼痛已全部消失,在县医院做肝胆脾B超检查,已无结石,查肝胆功能均正常,患者已正常上班工作。

按语: 腹痛效灵汤是焦树德教授临床常用治疗胸胁痛的一个验方,自从我得到焦教授之方后验证于临床,临证随病化裁,确无虚言,临床效果很好。本方主治诸气郁结所致的胃脘痛、胁痛、胸胁痛,对临床上常见的慢性胃炎、十二指肠溃疡、胆结石、冠心病等均有较好的疗效,方中百合性味甘平,主入肺胃,降肺胃郁气,肺气降而胃气和,则诸气俱调,以乌药宣通胃气,疏散滞气,降气除逆。《本经》中提到:百合能补中益气,乌药能理元气,故本方除治疗各种腹痛、胸痛及胁痛外,对慢性腹痛日久不愈的正气不足、气血双虚和气阴两虚所致的慢性腹痛效果更佳,丹参、檀香、砂仁活血化瘀,理气止痛;良姜、香附温胃散寒。诸药合用行气活血,祛寒导滞,对虚寒腹痛效果亦佳。多年来我用该方治疗腹痛稍经加减治疗各种腹痛屡用屡效,现已成为我治疗各种腹痛的经验方,治愈病例无数,功德无量。

十二、"川芎芍药汤"治疗三叉神经痛

处方组成: 白芍30g,生牡蛎30g,丹参20g,甘草15g,荜茇10g,川芎30g,细辛6g,葛根30g,白芷12g,全蝎10g,地龙15g,姜虫15g,蜈蚣1条,水煎服,1日1剂。

验案1

王某，男，48岁，白水县委干部，1978年7月15日就诊，发作性左下颌痛伴牙龈根部痛一年余，疼痛时口角及舌抽向患处，一年内拔牙4次，将左侧白齿全部拔掉，但疼痛不减，发作时如刀割样，经用西药消炎痛、杜冷丁、吗啡，药效过后疼痛依然，诊断为三叉神经下颌支痛，苔薄白，舌红脉弦。

处方：白芍30g，生牡蛎30g，石决明20g，丹参20g，萆薢10g，川芎30g，细辛6g，葛根30g，白芷12g，全蝎10g，蜈蚣1条（冲），地龙15g，僵蚕15g，白花蛇1条，水煎服，1日1剂。

服药5剂疼痛缓解，1978年7月20日复诊，发作时的疼痛已缓解，可以忍受，又以原方继服20剂，三叉神经痛已愈，随访3年未见复发。

验案2

刘某，男，50岁，干部，本县华胥公社人。1979年6月18日初诊，患偏头痛3年，入夏发作频繁，曾在北京、西安等医院检查诊断为"三叉神经痛"，在县医院口腔科检查疑为龋齿所致，遂将龋齿拔除，术后仍经常发作，每年发作二十余次，来时如电击和刀割样痛，时发时止，曾服消炎痛、强痛定、吗啡等均无效，近来因工作疲劳加之情绪不佳而引发，发病一周，右侧面颊疼痛如刀割样难忍，遇热更甚，不能咀嚼，每天发作二十余次，每次持续3～5分钟，在内科治疗服用吗啡片，服药后疼痛渐缓，半小时后疼痛如故，遂来求治，望其舌暗红，脉弦。

处方：白芍30g，生牡蛎30g，石决明20g，丹参20g，萆薢10g，川芎30g，细辛6g，葛根30g，白芷12g，全蝎10g（冲），地龙15g，僵蚕15g，白蒺藜10g，蜈蚣1条（冲），白花蛇1条。

服药5剂后，患者复诊时疼痛明显减轻，每天发作次数减至2～3次，每次10秒钟左右，效不更方又按原方服15剂，疼痛再未发作，随访2年，三叉神经痛痊愈，疼痛再未发作。

所治三叉神经痛，痛点位于三叉神经第二支者 11 例，第三支者 15 例，二支三支同时受累者 22 例，病程 5 年以上者 5 例，3 年以上者 8 例，6 年以上者 12 例，一年以内者 5 例，均取得显著效果。

三叉神经痛是神经系统较为常见的疾病之一，由于其痛如刀割，电击样痛，临床止痛成为医生颇为棘手的问题，三叉神经痛以面部三叉神经一支或几支在分布区内反复发作，突发突止的短暂暴痛，常伴有同侧面肌抽搐或痉挛。肝风上扰型加钩藤、草决明；风痰阻络加半夏、天麻。

治疗此病以生牡蛎、石决明为上品，惟此二药平肝潜阳之力专，用白芍、甘草酸甘化阴缓急止痛，丹参养血通络，合诸药柔肝潜阳，和络息风，川芎行气开郁，活血止痛为镇痛要药，唯其剂量小于 12g 者效果较差。用至 20g 以上则取高效、速效，并未见任何副作用。柴胡、香附散解和中，诸药合用，可使气血通畅无阻，达到通则不痛的目的。临床疼痛，因寒而触发者白芷可加大到 15g，加制川乌、制草乌各 9g；因热而发者加菊花 15g，决明子 15g；蜈蚣、白花蛇，直入肝经，其性走窜，善解血脉痉挛，而止痛如神，加入大队补血药中更可发挥它的止痛作用，效果更佳，得此方以前每遇三叉神经痛，病家头痛，我也头痛，我头痛的原因是怕治不好，脸上无光，自从得此一方，临床屡治屡验，我再也不用为三叉神经痛患者如刀割如电击样的疼痛而发愁了。

十三、治疗失眠证之良方——"半夏苡仁汤"

处方组成： 清半夏 60g，薏苡仁 60g。

服法： 水煎服，1 日 1 剂。

验案 1

王某，女，46 岁，西安市炭市街水产门市部营业员，1987 年 4 月 30 日初诊，自述失眠 5 年，每夜服泰尔登 2 粒方能入睡，因长期服用泰尔登而致肝功能不好，特慕名来蓝田诊治。

检查： 口苦、胸闷、心烦、脉弦。

证属：失眠（热痰扰心型）。

处方：清半夏60g，薏苡仁60g，黄连18g。

1日1剂，停服各种西药，服药后当夜即能安眠，口苦、心烦、胸闷等症状也有所减轻，继服3剂，诸症消失，不再失眠。

验案2

王某，男，65岁，向阳公司干部。1979年2月18日就诊，失眠2年多，每晚最多睡一个小时，常年彻夜难眠，屡服中西药无效，常以安眠药维持。

检查：神疲，面色无华，舌淡，苔白腻，脉缓。

辨证：不寐（心脾亏虚）。

处方：清半夏60g，薏苡仁60g，党参30g。

水煎服，服后当晚即可睡8小时，再服3剂，不再失眠，一年后随访，经服药三剂后失眠已痊愈。

按语：《灵枢·邪客》治失眠用半夏，因厥气客于五脏六腑则卫气独行于阳，不得入于阴，行于阳则阳气盛，不得入于阴，阴气虚故目不暝，临床实践中用半夏治疗咳嗽，发现半夏有安眠作用。

在临床上清半夏有很好的镇静作用，用于临床效果显著，同时经现代医学药理研究证实，清半夏对中枢神经有良好的镇静和安定作用，清半夏常用量为3～9g，临床上我常用至60g者病例众多，多年来未见一人有任何副作用。

半夏薏仁汤治疗失眠证经几十年临床验证，效果确切，乃国医大师姜春华之杰作。临床屡用屡效，临证时心脾虚型加党参30g，心阴不足型加麦冬15g，痰热扰心型加黄连12g，胃中不和型加神曲15g，辨证施治给药疗效更佳。

十四、治疗胃癌和慢性胃病的效验方

处方组成：生黄芪30g，莪术15g，当归12g，桃仁12g，红花10g，地鳖虫6g，三七6g(冲)，虎杖15g，白花蛇舌草20g，蜈蚣1条，党参 12g，重楼 12g。

该方是治疗慢性萎缩性胃炎、消化性溃疡、胃癌的有效方剂，能改善病灶的血液循环和新陈代谢，使其溃疡性炎症病灶消失，肝脾缩小，可改善胃癌患者临床症状，使病情好转，延长存活期，是临床治疗胃癌和慢性胃病及消化性溃疡患者的有效良方。

验案 1

王某，男，30 岁，农民，李后乡苏王坡村人，患胃脘痛多年，经胃镜检查诊断为十二指肠球部溃疡（如花生米大），曾服中西药 5 年多未获效，遂于 1988 年元月 12 日前来就诊，患者痛苦面容，剑突下压痛（+），舌红，舌尖有瘀点、舌苔黄，脉弦数，即投上方十剂疼痛消失，为巩固疗效继以原方化裁。

处方：生黄芪 30g，莪术 15g，当归 12g，桃仁 12g，红花 10g，地鳖虫 6g，三七 6g（冲），元胡 10g，虎杖 15g，九香虫 12g，白花蛇舌草 20g，蜈蚣 1 条，党参 12g，重楼 12g。

10 剂疼痛减轻，以原方化裁继服 20 剂，一年后胃镜检查溃疡病灶消失。

验案 2

李某，男，52 岁，三里镇南王村人，胃痛 10 年，痛时如刀割样，痛处固定、拒按，在西安医学院胃镜检查为萎缩性胃炎，幽门螺旋杆菌阳性。1990 年 3 月 9 日就诊，面色晦暗，舌质紫暗，脉涩。

辨证为：胃痛（瘀血内阻型）。

治以：活血化瘀，通络止痛。

处方：当归 20g，生黄芪 30g，莪术 15g，桃仁 12g，红花 10g，地鳖虫 6g，三七 6g（冲），元胡 12g，九香虫 12g，白花蛇舌草 20g，蜈蚣 1 条（冲服），党参 12g，重楼 12g。5 剂，水煎服，一日一剂。

3 月 20 日复诊，胃如刀割样痛已基本消失，继以上方加五灵脂 12g，地龙 12g，继服 20 剂，胃痛全部消失，半年后在县医院做胃镜检查萎缩性胃炎已好转，幽门螺旋肝菌检查阴性。

验案 3

刘某，男，76 岁，蓝关镇东场村农民，1999 年 5 月发现上腹胀闷不适、隐痛，胃纳减退，厌食，进行性贫血，消瘦，在县医院胃镜检查为胃癌，粪便呈持续性隐血，舌质红苔腻，脉沉涩。

证属：胃癌（气血虚弱，阴阳俱虚型）。

治疗：扶正祛邪，活血化瘀。

处方：当归 20g，生黄芪 60g，莪术 15g，桃仁 12g，红花 12g，地鳖虫 6g，三七 6g（冲），元胡 15g，九香虫 12g，半枝莲 30g，白花蛇舌草 30g，蜈蚣 1 条，党参 30g，重楼 15g，地龙 15g。5 剂，水煎服，1 日 1 剂。

服药 5 剂后疼痛减轻，仍守原方服 40 剂，患者疼痛减轻，体力恢复，后以原方服 20 余剂，患者疼痛消失，可做一般家务活，于 8 年后逝世。

十五、"肺炎汤"治疗小儿肺炎

小儿肺炎，临床表现证型繁多，通过辨证施治用"肺炎汤"及西药，临床效果很好，特别是清下之法，对各种类型小儿肺炎的治疗，疗效显著，多数病例开始服药即退热，气急缓和，重者三天内热退，气和咳爽，病情即安，临床效果较好。

方剂组成：大黄 1.5g，槟榔 6g，苏子 4.5g，生石膏 9g，黄芩 6g，连翘 6g，麻黄 3g，杏仁、桑白皮各 1.5g，竹叶 3g，灯心草 1g，白前、陈皮各 4.5g，甘草 3g。水煎服，一日一剂。

验案

王某，男，20 天，1990 年 7 月 15 日初诊，出生时正值暑热天气，又逢接生时新生儿吸入性肺炎，自生下后，一直输氧、输液加抗生素治疗，症状虽减，仍喘息，束手无策之际，请中医会诊，即用该方治疗。水煎服，1 日 1 剂，服 3 剂后患儿病愈。此后用该方制成糖浆治疗好了数百例新生儿肺炎。

十六、中药治疗前列腺肥大之尿闭症

前列腺肥大引起之尿闭症，常见于中老年患者，早期尿频，尤其是夜尿次数增多，且逐渐加重，以后排尿困难，须等片刻后逐渐用力方能排出，延缓时间可达 15～30 分钟，或更长，继而尿流变细，间歇性排尿，后期呈点滴状，有时因其他原因或诱因可引起尿潴留、双侧肾积水等。可出现恶心、腹胀等症状或损害肾功能，其时为阴阳俱虚、肾气亏损、气化不行、瘀浊逗留、呈现本虚标实之证。治此证需抓住肾气不足，气虚瘀阻这一主要病机则能取得显著疗效。

处方组成：黄芪40g，刘寄奴15g，熟地30g，山药20g，山萸肉15g，琥珀10g，沉香10g，王不留行20g，黄柏15g，牛膝15g，肉桂6g，穿山甲6g，芒硝15g，知母、大黄、桃仁各10g，金钱草30g。水煎服此方常可起到立竿见影之疗效，药到尿通。若瘀阻甚者加肉桂、丹皮和营祛瘀；阴虚加仙灵脾、鹿角霜温补肾阳；下焦湿热加败酱草、赤芍泄化瘀浊，此方救人无数，使许多患者免除插尿管和做手术之痛苦。

验案

雷某，男，72岁，泄湖镇十里铺村人。1982年7月6日初诊，素有高血压病史和脑梗病史，又患小便淋漓不尽多年，一年前因突然不能排尿，急诊入县医院住院治疗，经查诊断为"老年性前列腺肥大"，因其初患脑梗、高血压病Ⅲ级，不适合手术，故做留置导尿管处理，回家后经多方医治，效果不显。尿管长期留置，常常诱发尿道感染，一年之中，几经医院治疗效果不显，尿管长期留置甚感痛苦。查体：患者形体瘦弱，精神萎靡，舌苔黄腻，脉弦，用导尿管留置导尿。

服用该方剂5剂后自觉诸症减轻，并有排尿感，服7剂后拔除尿管已能自行排尿，10剂服毕，尿道通畅无阻，又自照原方服药15剂，多年之顽疾告愈。3年后随访，再未复发。此方治疗患者无数，许多患者自行传抄、复印后自行用药，治好了很多前列腺肥大排尿困难的患者。

十七、"三金排石汤"是泌尿系结石的克星

临床上常见泌尿系结石患者出现绞痛，发作时痛不可忍，三金排石汤在临床上解决了很多患者的痛苦。

处方组成：金钱草 50g，胡桃肉 50g，生地、冬葵子、滑石（包煎）、炒车前子（包煎）、川牛膝各 25g，瞿麦 20g，石韦 15g，净芒硝24g（另包，均分三次服），火硝 6g，鸡内金 20g，海金砂 15g，王不留行 10g，生甘草 10g，琥珀 10g。

用法：在铁勺上置纸一张，把火硝倒在纸上，不让其接触铁器，铁勺放在文火上炒黄。炒黄的火硝与中药置入药煲中，加水煎服，每日一剂，日服两次，连续服用至结石排出。

泌尿系结石属中医学"砂淋""石淋"范畴，多由湿热蕴结下焦，与尿中杂质凝结成块为病，笔者用三金排石汤治疗该病，疗效显著。

火硝，又名硝石，一般用来制作火药。据《神农本草经》中记载："硝石味苦寒，治五脏积热，胃胀闭，涤去蓄结饮食，推陈致新除邪气，诸药配合，能起清热、化石之功用，对于膀胱结石，尿道结石疗效最佳。对胆结石的患者也曾尝试过，有一定的疗效。"

验案

王某，男，45 岁，蓝关镇西寨村人，于 1999 年 3 月 2 日就诊，自述腰部时发绞痛 2 年，发作时痛不可忍，经 B 超检查诊断为尿路结石，其大小约 1.5cm×0.3cm，紧嵌于右侧输尿管中段，发作时剧痛难忍，医生劝其手术，因怯痛而拒之，舌淡白，脉滑。

服用该方剂，每日 1 剂，日服 4 次，服药 3 剂。于 3 月 5 日腰痛、腹痛停止，再以原方 5 剂持续服之，疼痛消失，2 周后 B 超复查结石已消失，以后再未复发。

十八、"中风回春汤"治疗恢复阶段的脑梗和脑出血后遗症

方剂组成：蜈蚣 3 条（研末，分 3 次冲服），全蝎 6g（研末，分 3次冲服），地龙 18g，忍冬藤 15g，钩藤 15g，乌梢蛇 9g，地鳖虫 9g，

鸡血藤 30g，络石藤 20g，黄芪 60g，丹参 30g，川芎 18g，桃仁 12g，赤芍 15g，当归 18g。

以上方为基础方，血压偏高者加珍珠母、磁石、牛膝；肢体麻木者加姜黄、桑枝；语言不利者加菖蒲、生蒲黄；痰多者加法夏、天竺黄、南星；肝火盛者加龙胆草、山栀；腿软无力者加桑寄生、枸杞。

此方刊载于《浙江中医杂志》1986 年第五期，作者王德文，为家传秘方，临床应用效果显著，特别是配合头皮针、针灸疗法后，疗效更为满意。

验案

李某，男，64 岁，大寨乡大寨村人。1997 年 10 月 7 日就诊，患者 9 月 6 日和别人吵架时突然眩晕，伴间断性左手麻木，恶心呕吐，当时血压 210/100mmHg 急送医院，头颅 CT 检查显示为脑干出血，住院治疗 20 天后好转出院。出院后仍自觉眩晕，颜面及后枕部麻木，左手麻木伴左下肢麻木，食纳差，夜眠差，舌质暗、苔白，脉沉弦，神经系统检查左侧浅感觉减退，左下肢肌力 V 级，左霍夫曼征（+）。

辨证：中风（肝热血瘀型）。

处方：在中风回春汤中加杭菊 15g，钩藤 15g(后下)，天麻 12g，每日一剂、水煎服。

服药 20 剂后，头晕、左手麻木及左下肢乏力较前明显减轻，颜面及后枕部仍麻木，舌暗红、苔薄白，脉沉弦，以上方继服 30 剂，诸症消失。

中风回春汤除上述临床加减运用外，治疗脑梗黄芪宜重用，方有奇效，该方治法得当，用药合理，故而能达到药到病除之效。

十九、"清肝汤"治慢性迁延性肝炎

慢性肝炎是目前公认的世界性难题，在慢性肝炎治疗中，以抗病毒，减轻肝损害，防重症肝炎、肝纤维化、肝硬变恶化、癌变为主，但抗病毒是治疗的根本，不容忽视。干扰素 α 作为治疗慢性肝炎有效的抗病毒药物，经合理的使用有一定的临床效果，但由于病毒变异因素的出现，使其本身治疗价值降低，中医药在治疗慢性肝炎方面，无论是从抗病毒方面，还是改善临床症状方面都有其独特的价值。清肝汤治疗慢性肝炎，在保肝、抗病毒、抗肝纤维化方面具有较为广泛的应用前景。

处方组成：生地20g，丹皮15g，赤芍15g，白芍15g，银花15g，连翘15g，杭菊20g，水牛角30g，山羊角30g，白茅根30g。

清肝汤具有清热解毒、凉血行血、辛凉透达、滋阴外托之功。方中生地养肝血、清血热；白芍滋肝阴、敛肝阳；赤芍泄肝热、破血瘀；杭菊疏风清热，助山羊角降肝火、息肝风；水牛角性走散，入心肝胃经，清热解毒、清瘀血；白茅根入血分凉血利尿，使邪热有所出路；丹皮属血分药，辛苦微寒，既清肝中伏火，又清肾中相火，清瘀除癥坚而无伤正败胃之弊；银翘辛凉轻清透诸经郁火，对邪热郁伏、血热血瘀、阴液耗伤之慢迁肝是一张有效的方剂。多年来，我用此方治疗慢迁肝数十例，有效遏制了肝炎病毒复制，延缓了肝纤维化的发展。该方有阻止肝细胞坏死，促进肝细胞再生，调整免疫机制的作用。

验案 1

刘某，男，52 岁，普化镇贾河滩人。2000 年 9 月 15 日初诊，患者既往嗜酒，2000 年 5 月开始自觉身体不适，前往省医院检查，确诊为肝硬化，患者腹胀、纳差，食后腹胀尤甚，日晡低热，面色灰暗青黑，唇色发褐，脉象滑数，舌质红、淡紫。在县医院检查：HBsAg(+)，抗 HBS（-），HBeAg(+)，抗 HBe（-），HBcAb(+)，血红蛋白 114g/L。

辨证：积聚，肝郁气滞（瘀血阻络型）。

西医诊断：慢性乙型病毒性肝炎，肝硬化。

服该方 5 剂腹胀消失，继服 20 剂，面色晦暗消失，精神正常，以后每年春季春分前后服上方 20 剂，至今患病已 15 年，仍参加体力劳动。

验案 2

李某，男，48 岁，国棉七厂工人。1982 年 11 月 10 日来诊，患者 5 年前患乙型肝炎，肝功能损害较明显，曾住西安市传染病医院。治疗近半年，自觉症状有所好转，但肝功能损害无明显改善，乃出院。出院后虽经多方努力治疗，但肝功能一直异常。近 3 个月来，两次复查肝功能：谷丙转氨酶（ALT）420 单位（赖氏法），HBsAg 阳性，患者精神差，自觉肝区剧痛，劳累后加重，伴腹胀、乏力、手足心热，大便时溏，脉弦细，舌暗红，苔根部腻，以清肝汤加元胡 15g，八剂。

服上方八剂后，肝区疼痛消失，腹胀和手足心热均有好转，继以上方服 30 剂后查肝功能，谷丙转氨酶 40 单位，HBsAg 检查阴性，肝区疼痛消失，3 年后随访，腹胀消失，肝功正常，已上班。

二十、"肾宁汤"治疗慢性肾病

慢性肾病已成为我国重要的人口健康问题之一，尤其是终末期肾病患者的治疗不仅要耗费大量医疗资源，还给患者的家庭和社会带来了沉重的负担，因此，肾病的早期预警、早期干预非常重要。如何阻止其慢性恶化过程，保护残余肾功能，及时祛除可逆性加剧因素，提高临床疗效，一直是肾病研究领域的焦点，笔者在临床实践中以益肾、健脾、活血方药为主，治疗慢性肾炎，消除临床蛋白尿取得较好的疗效。

处方组成：熟地 20g，山药 25g，芡实 30g，山萸肉 15g，桑寄生 25g，茯苓 15g，泽泻 12g，石韦 30g，当归 15g，丹参 20g，益母草 28g，陈皮 12g，槐花 12g，白茅根 20g，藿香 12g，仙鹤草 30g。脾肾阳虚者加附子、仙灵脾；气虚者加黄芪、党参；阴虚阳亢者加夏枯草、菊花、山栀；湿热者加蒲公英、萹蓄、半枝莲；血瘀明显者加桃仁、红花。

验案1

刘某，女，45岁，西北光学仪器厂工人。1982年8月25日初诊，自述1980年下半年面目常见轻度浮肿，尿检异常，未予重视，至1981年5月浮肿加重，继则出现腹水，6月份尿检：蛋白（++++）红细胞（++）颗粒管型少许，经省医院诊断为慢性肾炎。治疗两年，未见缓解。

查体：腰痛乏力，胃脘痛、食纳少，双下肢凹陷性水肿，脉细、舌腻有瘀斑，血压140/100mmHg。尿检：尿蛋白（++++），颗粒管型少许。

诊断：肾病（脾弱湿滞兼瘀血）。

处方：肾宁汤加白术30g，牛蒡子5g。

上方连服10剂双下肢凹陷性水肿减轻，效不更方，仍以原方服20剂，检查尿蛋白阴性，双下肢水肿已消除，继以上方配制成丸剂，每次服10g，1日3次，3年后随访双下肢浮肿消失，尿常规正常，已经上车间工作。

验案2

刘某，女，64岁，向阳公司干部（退休）。2006年6月19日初诊，患糖尿病20余年，6年来一直出现蛋白尿（++～+++），2003年发现肾功能异常，半年来水肿加剧，尿量减少，脉沉细，舌淡白。检查血肌酐175μmol/L，尿素氮13mmol/L，血清蛋白23.88g/L，24h尿蛋白定量6.86mg，治以补肾健脾，益气化瘀。

处方：肾宁汤加白术30g，牛蒡子5g，黄芪40g。

服上方30剂后尿量增多，双下肢水肿消退，复查血肌酐140μmol/L，尿素氮8.2mmol/L，血清蛋白32g/L，24h尿蛋白定量小于0.07mg/24h病情稳定，随后又按原方用药60剂，病情好转，尿微量蛋白阴性，肾功正常。

按语：慢性肾病和糖尿病肾病都属于老大难疾病，本病的致病因素较为复杂，脾肾两虚是发病内因，风寒湿热侵袭是发病的诱因，而脏腑、气血、三焦气化功能失调是构成本病的病理基础，本病常表现为本虚标实、寒热互见，病势缠绵难愈，属内科众多疾病中疑难病症之一。

该方特点在于应用活血化瘀、解毒清热法治疗肾炎，在实践研究中初步证明，它具有抗变态反应的作用，有改善肾血流量的供应，增强肾小管的排泄功能，促进肾脏病变恢复的作用。临床在应用益肾健脾方药的同时，适量加入活血化瘀药物，以补为主，以通为用，这对于祛除瘀滞，恢复肾脏的机制，促进蛋白尿的消除，起到了相辅相成的作用，是一剂治疗老大难疾病的有效方剂。

二十一、萎缩性胃炎的中药治疗

慢性萎缩性胃炎属慢性胃炎的一种类型，以胃腺萎缩、黏膜变薄、黏膜肌层变厚、胃酸分泌减少为其病理特点，是公认的难治性疾病，甚至认为是一种癌前病变而受到广泛重视。但西医对其一直没有较好的治疗效果。中医药在本病防治方面积累了许多经验，有一定疗效。尤其在对胆汁反流的慢性萎缩性胃炎的治疗上，对慢性萎缩性胃炎症状的改善方面及对幽门螺旋杆菌抑杀，减轻炎细胞浸润及胃黏膜充血水肿方面，均有效果。因而，本病多在西医胃镜确诊后以采用中医辨证施治或单验方治疗为主。

验案 1

岳某，男，48 岁，蓝关镇政府干部。1988 年 3 月 8 日初诊。患者 2 年前因胃部不适、胀满疼痛，即去西安医学院二院检查，确诊为萎缩性胃炎。服用中西药物治疗 2 年，效果不显，近一月来胃脘胀痛加重、呃逆、欲呕、纳差、倦怠无力，舌苔厚腻，舌质暗，舌边有瘀斑，脉弦。

辨证：胃脘痛（气郁血瘀湿阻型）。

治以：舒肝降逆，化瘀和胃。

处方：川厚朴15g，佛手15g，半夏12g，茯苓15g，丹参30g，玉竹12g，麦冬15g，山楂15g，石斛12g，乌梅6g，砂仁10g，檀香6g，大黄炭5g，黄连15g，赤芍10g，甘草10g，干姜6g，莪术15g。

服上药10剂后胃脘胀痛明显好转，呃逆、欲呕消失，饮食较前增多，继以上方加党参12g，续服10剂。服药10剂后胃部胀痛消失，仍在原方基础上加焦三仙以助脾运，连续服药50剂，诸症消失。一年后去西安复查，报告显示，原胃部萎缩性炎症改变已消失，幽门螺旋杆菌阴性。

验案2

刘某，男，57岁，孟村镇人，1990年10月3日初诊。患者胃部胀痛反复发作1年，一月前去北京协和医院检查确诊为萎缩性胃炎。

检查：胃脘满胀疼痛，不思饮食，舌苔根中厚腻，舌质暗，脉沉弦。

辨证：胃脘痛（气滞血瘀、湿瘀交阻型）。

处方：云苓20g，川厚朴15g，佛手15g，法夏12g，丹参30g，玉竹12g，山楂15g，白术30g，石斛12g，乌梅6g，砂仁10g，檀香6g，大黄炭5g，黄连15g，赤芍10g，甘草10g，五剂，水煎服，一日一剂。

服药后胃脘胀痛较前好转。继以原方再服10剂，胃脘胀痛已全部消失，自觉纳差，在原方基础上加白术15g，嘱服10剂。

1991年3月患者服上方30剂后自觉一切甚好，饮食较前增多，此后以原方为基础，随症稍有加减。门诊治疗3个月服药90余剂，自觉症状消失，半年后去西安唐都医院复查，报告显示：萎缩性炎变已消失，仅见胃下部尚有一局限性浅表性炎症。

根据临床经验，治疗萎缩性胃炎的养阴中药有白芍、沙参、麦冬、石斛；补气类有党参、黄芪、白术、山药；活血类有丹参、元胡、红花；理气药有佛手、香附、陈皮、川楝；养血类有当归、生地；化湿药有川朴、砂仁；清热燥湿有黄连；疏肝解郁有柴胡。临床随症加减可取得满意的疗效。

二十二、带状疱疹特效方

外用方：①伤科七厘散用开水调涂可立即止痛消炎，七厘散是伤科外用名方，外搽，可止痛并缩短病程。②二味拔毒散（《医宗金鉴》）：白矾、生大黄、黄柏、五倍子、雄黄各等分研为细末，凉开水调涂，1日5次，用鹅翎蘸扫患处，红肿即消，痛痒自止。

内服方：全瓜蒌25g，板蓝根15g，红花10g，甘草10g，丁香10g，郁金10g，柴胡10g，枳壳10g，川芎10g，五灵脂12g，蒲黄12g，1日1剂，水煎服。

方中郁金和丁香属于相畏药，本草十九畏明确指出"丁香莫与郁金见"，但临床几十例病人均未有副作用，在外敷二味拔毒散，内服上方后药到痛止，效果很好，收效甚速。

验案

王某，女，49岁，三里镇南王村人，2012年3月10日就诊，左腰部肋间神经带片状红斑丘疹，如绿豆大，成簇水疱涉及左腰及髋部，腰部水疱穿破后形成大面积糜烂面，剧烈疼痛如火燎，日夜不成眠已三天，在当地医疗站已治疗三天，但病情不减反而加重，舌红，脉弦数。急给白矾、生大黄、黄柏、五倍子、雄黄各20g，研细末醋化并外敷，1日5次。

内服药：全瓜蒌25g，板蓝根20g，红花10g，丁香10g，郁金10g，苍术10g，黄柏12g，柴胡10g，枳壳10g，川芎10g，五灵脂12g，蒲黄12g，甘草10g，二剂，水煎服。

二诊：3月12日溃烂后的糜烂面已结痂，疱疹已开始收敛，剧痛已消失，仍按上方给三剂，水煎服。

三诊：3月17日带状疱疹已开始结痂，疼痛消失，病告痊愈。

带状疱疹是一种在皮肤上出现的成簇水疱，痛如火燎的急性疱疹皮肤病。系由病毒感染所致，以上外用、内服方治带状疱疹多在三四天治愈。临床在应用上方基础上，发于颜面者加牛蒡子12g，菊花12g；发于腹部、下肢者加苍术10g，黄柏12g，效果更佳。

二十三、子宫肌瘤验方

处方：桂枝、茯苓、桃仁、白芍、鸡内金、山慈菇、穿山甲、当归、肉桂、三七、莪术、三棱、生水蛭、鹿角霜、海藻各100g，研细末，蜜丸，每日3次，每次5g。

验案

王某，40多岁，1996年4月初，北关中学的一位数学老师。患乳腺增生症及子宫多发性肌瘤。开始只有月经来潮前双侧乳房胀痛，乳腺扪及条索状包块，不痛不痒，未予以理睬，近两年来月经周期改变，十多天来一次，伴疼痛难忍。彩超示：子宫多发性肌瘤，医院多次劝其手术，因不愿手术，特来求中药治疗。经检查刘老师兼有附件炎，我随即开了处方：桂枝、茯苓、桃仁、白芍、鸡内金、山慈菇、穿山甲、当归、肉桂、三七、莪术、三棱、生水蛭、鹿角霜、海藻各100g研细末，每服8g，1日3次。

2个月药服完后，刘老师双侧乳房胀痛现象已完全消失，乳腺上的条索状包块也没有了，彩超检查子宫肌瘤已经消失，其他诸症消失。该方治疗子宫肌瘤大小最好不要超过5cm，超过5cm后效果就差一点，我用此方治疗子宫肌瘤已有几十例，效果基本上是可靠的。

二十四、一方治多病的经验方——"下气汤"

20世纪70年代，我在西安市中医医院进修，当时西安市中医医院名家荟萃，特别是号称黄元御传人的麻瑞亭老师，医术精湛、医德高尚，颇受患者称颂。使患者抱希望而来，满意而归。他深明五脏六腑气机的升降之理，辨治内伤杂病，以脏腑辨证为主，结合经络辨证、气血辨证，因切中内伤病的发病机理，所以辨证准确、疗效甚高。尤其是他常用的"下气汤"灵活加减化裁。用以治疗很多内伤杂病及疑难重症，屡收出乎意料的神效。"下气汤"以不变应万变，其功能拨乱反正，使脏腑气机复其常序，故疗效卓著，乃至神奇。

处方组成：茯苓 9g，甘草 6g，炒杭菊 12g，粉丹皮 9g，制首乌 20g，广橘红 9g，炒杏仁 9g，法半夏 9g。

按麻老之说：茯苓健脾渗湿，治在脾而助其升；半夏和胃降逆，治在胃而助其降；甘草和中，治在脾胃助其升降；三味和而调理后天脾胃，治其气血生化之源，以扶正祛邪。杭菊、丹皮、制首乌入血分，疏肝升陷，兼以平胆。橘红、杏仁入气分，清脾理气、化痰降逆。八味和合而奏健脾疏肝、清降肺胃，调和上下之功，则胃降而善纳，脾升而善磨，肝升而血不郁，肺降而气不滞，心肾为之交泰。八味药虽然平常，用治内伤杂病、切病机而效可观。下气汤加芡实、泽兰、桑寄生治慢性肾炎。

验案 1

王某，男，56 岁，大寨乡王村人，1988 年患肾炎，水肿明显，先后在西安各大医院住院治疗半年多，用过环磷酰胺、泼尼松及中药等，水肿明显减退，但其他症状改善不明显，蛋白尿一直为（++ ～ +++），颗粒管型时有时无，脓细胞（+），白细胞（++），上皮细胞（+ ～ ++），血压偏高，特来治疗。查患者面部微水肿、头晕、乏力、恶心纳呆，舌淡红、苔白，腰酸、小便色黄不利，脉细弱，以下气汤加芡实 20g，泽兰 12g，桑寄生 15g，服上药 20 剂后水肿消失，食欲增进，余症亦大减。尿常规检查：蛋白（-），脓细胞（-），白细胞（-），上皮细胞（+），按原方再服 10 剂，患者精神好转，食欲正常，尿检正常，蛋白尿已消失。

验案 2

冯某，男，54 岁，泄湖镇冯家村人，胁痛反复发作 3 年，8 年前患肝炎，经治疗后基本获愈。但在工作劳累、气候异常、情志影响时，胁痛亦发作。近年来发作较频，影响工作和睡眠，曾服中药、西药未效，且疼痛不断加剧，精神负担重，现睡眠不安，纳谷不香，口干苦，舌质红，苔薄黄，脉弦细，大便干结，形体瘦，胁下灼痛。证属肝气郁结，郁久化热。用下气汤加旱莲草 15g，麦冬 15g，女贞子 15g，元胡 20g，水煎服，一日一剂。

服上方 5 剂后，胁痛显著减轻，睡眠好转，饮食改善。病有起色，效不更方。守原方再服 10 剂。胁痛完全消失，饮食、睡眠恢复正常。

下气汤虽然简单几味药，但配伍精当，疗效可靠，在辨证基础上随症加减，可获奇效。

主方随病随症化裁：

1. 风湿或类风湿　在主方基础上加土茯苓 30g，泽泻 10g，可祛痹痛、抗风湿。

2. 湿气盛者（如水气病、脾虚胀满）　在主方基础上加猪苓片 10g，泽泻 12g；湿气盛而腹胀者在主方基础上加茯苓皮 15g 或猪苓皮 15g，可迅速起到消肿、除湿、散满作用。

3. 血虚者（如缺血性贫血、再生障碍性贫血）　在主方基础上加赤芍 15g，鹿角胶 20g，北沙参 15g，润燥以补血。对各种贫血和各种再障性贫血，临床效果都理想。

二十五、疏肝利咽散结方治慢性咽炎

处方组成：清半夏 12g，山豆根 12g，厚朴 12g，茯苓 15g，苏梗 12g，菖蒲 12g，薄荷 6g，丹参 30g，瓜蒌 15g，元参 15g，甘草 6g，枳壳 12g，板蓝根 20g，麦冬 15g，胖大海 15g。

验案 1

王某，男，52 岁，初中教师，1985 年 2 月 8 日初诊，患咽炎已两年多，咽干时痛，如有物梗塞，初未注意，后因讲课多又时常复发，一次比一次加重，疑为噎膈，近两月来又增胸中窒闷，经医院检查，诊断为慢性咽炎，在医院打抗生素效果不佳。

查体：咽部充血明显，舌暗红，脉沉弦。

辨证：气郁痰滞，热邪壅咽。

服该方 10 剂后，咽堵咽痛、胸中窒闷好转，嘱以原方续服五剂，诸症消失。随访两年病未复发。

验案2

王某，女，35岁，干部，1988年3月25日初诊，患慢性咽炎已5年，时轻时重，常反复发作，近半年来咽部如有物堵塞，咽痛，曾服中西药治疗无效，来院就诊。查体：咽后壁淋巴滤泡增生，舌暗红，舌尖边有瘀点，脉弦。

慢喉痹（气血瘀滞、热结于咽）以"疏肝利咽散结方"原方服五剂，自觉症状消失。后因和丈夫吵架，病再复发，即以"疏肝利咽散结汤"连服15剂，诸症消失。三年回访再未复发。

二十六、"滋阴清利汤"治疗慢性肾病

临床症状：腰酸腿软，头晕耳鸣，视物不清，口干咽燥，五心烦热，舌红苔少欠津，脉弦细。根据临床辨证，对于所见到的阴虚火旺型慢性肾病，采用"滋阴清利汤"常取得满意的疗效。

处方组成：生地30g，熟地30g，败龟甲30g，炒知母10g，炒黄柏10g，生黄芪60g，当归20g，党参20g，酒大黄12g，云苓20g，桑白皮20g，石韦30g，滑石20g，甘草10g，水煎服，一日一剂。

若阴虚较重者加麦冬20g，白芍15g；尿血、便血者加茜草根20g，白茅根30g；腰痛者加桑寄生30g，炒杜仲30g；长期蛋白尿不消者加生黄芪40g，葛根20g，牛蒡子15g；瘀血重者加当归20g，党参15g，桃仁12g，三棱15g；痰瘀者加半夏15g，瓜蒌15g，南星10g；肾阳虚者加附子10g，肉桂12g；夜尿多者加金樱子20g，炒芡实20g；热重者加连翘20g。

多年来治疗的慢性肾病包括慢性肾炎20例，慢性肾盂肾炎18例，糖尿病肾病15例，高血压肾病10例。其中，氮质血症期8例，尿毒症前期10例，尿毒症期15例，均取得比较满意的疗效。

验案1

王某，男，48岁，向阳公司机关。主诉：血尿、蛋白尿12年，肾

功能异常 8 年，2008 年曾在西安交大一附院进行肾穿刺检查，诊断为：糖尿病肾病。现症见：腰酸痛、劳累后明显，疲乏无力，困倦、腿软，夜半咽干，小便泡沫多，尿量正常。血压 160/90mmHg，尿蛋白（+++），血肌酐 142μmol/L，尿糖（+++）。

辨证：肾阴虚，膀胱气化失常。

西医诊断：糖尿病肾病。

治法：补肾阴，清利湿热。

服上方 10 剂后患者腰酸痛、疲乏无力、困倦均减轻。尿中已无泡沫，脉舌同前。

在上方基础上生黄芪加至 80g，继服 20 剂。患者诸症均减轻，尿蛋白（-），尿糖（-），血肌酐降至 126μmol/L，舌苔薄白，舌中根部厚，脉弦细，已上班工作。

验案 2

刘某，男，38 岁，县政府干部，1988 年 6 月 28 日初诊，患者自述曾于 1982 年患肾病综合征，住院经西医治疗 260 天后好转，但于 1983 年 6 月病又加重，在当地医院用环磷酰胺及泼尼松等药物进行治疗，效果不显。故求中医治疗。查其面部及双下肢水肿，按之凹陷，自感头晕乏力，腰酸痛、尿黄少，脉弦细，舌红苔黄厚，面色发红。尿检查：蛋白（++++），颗粒管型 8 个 / 高倍镜，脓细胞（+），红细胞少许，上皮细胞少许。

辨证：水肿，肾阴亏虚水湿留滞，夹有瘀热，治以滋肾利水、清热化瘀。

处方组成：生地 30g，熟地 30g，龟甲 30g，炒知母 10g，炒黄柏 10g，生黄芪 40g，当归 20g，党参 20g，酒大黄 12g，云苓 20g，桑白皮 20g，石韦 30g，桑寄生 20g，丹参 18g，水煎服，一日一剂。

服上方期间撤去全部西药，守方服中药。至 8 月 30 日共服药 30 剂，双下肢水肿全消，腰不痛，劳累后稍有腰酸感，余无明显不适，脉沉缓，舌淡红，苔白微腻。尿检查：尿蛋白（-），只有上皮细胞及白细胞少许，宗前法效不更方加丹参20g，至10月9日共服80剂，诸症平复，以丸剂善后巩固。

处方：生地120g，熟地120g，龟甲120g，炒知母40g，炒黄柏40g，生黄芪160g，当归80g，党参80g，酒大黄60g，云苓80g，桑白皮80g，石韦120g，桑寄生80g，丹参80g。共研为细末炼蜜为丸，每次10g，每日2次，连服丸药2付。

病痊愈。1990～1996年每年来医院复查一次，一切均正常。

验案3

赵某，女，38岁，玉山镇许庙街人，1980年4月8日初诊，患病已两年多，尿少、严重水肿，在省医院住院3个月，经用利尿药后，水肿见消，近半月胃脘不适、呃逆、恶心不能食，食入即吐，烦躁不安，面色㿠白，精神衰惫，头发枯黄，脱落甚多，五心烦热，舌质干，无苔，脉虚数。实验室检查：尿蛋白（+++），红细胞3～5个/高倍镜，颗粒管型3～5个/高倍镜，尿素氮13.5mmol/L，二氧化碳结合力10.1mmol/L，血压160/110mmHg，

西医诊断为：1.慢性肾炎；2.尿毒症。

中医诊断为：阴虚火旺，邪热蕴于血分。

治疗：滋肾利水，清热解毒。

方药：连翘30g，生地30g，熟地30g，龟甲30g，知母10g，黄柏10g，生黄芪40g，当归20g，党参20g，大黄12g，云苓20g，桑白皮20g，石韦30g，桑寄生20g，丹参18g。水煎服，1日1剂。

服上方5剂后恶心呕吐止，能进少量饮食，小便量较多，舌脉同前，以前方加白茅根20g。

二诊：4月28日服上方10剂后，恶心呕吐消失，仍呃逆，食纳可，烦躁消退，舌质暗，脉滑。实验室检查：尿素氮9.3mmol/L，二氧化碳结合力18mmol/L，效不更方继服上方10剂。

三诊：小便增多，全身水肿消退，手足心热。实验室检查：尿蛋白（＋），红细胞2～3个／高倍镜，红细胞（-），邪热水湿已退，仍守原方再服10剂。

四诊：服上方20剂后肾功已正常。实验室检查：尿蛋白（-），血压110/80mmHg。

6月12日仍以原方服20剂后，实验室各项检查均正常。呕逆平、水肿消，尿素氮下降，体重增加，新发重生，病情痊愈。

按语：看起来很简单的几味药，对难治病起到了独特的效果，这是当代北京名老中医张炳厚老师治疗慢性肾衰的一张处方，我临床应用后救人无数。方中黄柏、知母皆为苦寒坚阴之品，能平相火而保真阴，熟地滋阴、龟甲潜阳，均能益水泄火，壮水之主，以制阳光。应用于阴虚火旺之症，重用熟地、龟甲滋阴滋阳，壮水制火，培其根本；黄芪、当归补气生血，阳生阴长、气旺血生。慢性肾病和慢性肾衰患者多数兼有血虚，以本方补血，慢性肾病和肾衰病人多有虚热。本方扶阳存真阴、补气生血，则阴平阳秘、虚热自止；重用黄芪，大补肺气，取其通调水道、下达膀胱；重用黄芪，大补肺气，取其健脾化湿而小便自利。这样，滋阴清利汤就将与水液代谢至关重要的脾、肺、肾、膀胱四脏腑熔于一炉，以助气化。慢性肾病患者易感冒，而感冒后又加重慢性肾病和肾衰的病情。重用黄芪，取其益气固表而御风寒，用怀牛膝活血祛瘀、引血下行，利尿通淋、补益肝肾；用酒大黄通腑泄浊，使脾气升、胃气降、肾气得以充养；茯苓渗湿利尿、健脾补中、宁心安神；桑白皮以降肺气；石韦、滑石清湿热利水道；甘草调和药性，全方共奏滋阴生血、清热利尿之功。其症见腰酸腿软，手足心热，夜半咽干，小便短黄，或热或痛，此乃阴虚火旺肾衰的主症。

现代医学证明，黄芪可使冠状血管、肾脏血管扩张，有强心利尿和降低血压作用，能改善皮肤血液循环及营养，使坏死细胞恢复活力。可治慢性溃疡，有类似激素作用及兴奋中枢神经作用。能保护肝脏，有增加总蛋白及白蛋白的作用，防止肝糖原减少，对消除尿蛋白有一定疗效，能增强机体抵抗力，促进机体免疫功能，有增强毛细血管抗渗透作用。对葡萄球菌、肺炎双球菌、溶血性链球菌、志贺痢疾杆菌、炭疽杆菌、白喉杆菌等有抗菌作用。大黄有排毒、泻下、活血化瘀等作用，能改善尿毒症病人的血液高凝、高黏滞度状态，改善肾血流量，并能使部分氮质从肠道排出体外，大黄还能抑制残余肾的高代谢状态，保护残余肾功能，明显延缓肾衰进展。人参及党参对中枢神经系统的兴奋、抑制均有影响，能增强大脑皮质兴奋过程的强度和灵活性，增强机体抗病能力。茯苓含有茯苓聚糖、茯苓酸、胆碱、钾盐，有缓慢而持久的利尿作用，泽泻能增加尿量及尿素和氯化钠的排泄量，有减轻尿素与胆固醇在血内滞留的作用，能使血中胆固醇含量下降，减轻高脂血症，缓和动脉粥样硬化，且能使血压下降，有使血糖下降的作用，抑菌试验发现对金黄色葡萄球菌、肺炎球菌、结核杆菌均有抑制作用。

多年来应用"滋阴清利汤"治疗慢性肾病和慢性肾衰病人，症状改善明显，BUN 均有不同程度的下降。该方对改善肾功能，保护残余肾单位，延缓肾脏疾病发展，延长病人生存期，确有积极作用。临床观察，氮质血症期疗效较尿毒症期疗效更佳。

后记

云山苍苍，江水泱泱，导师之恩，山高水长
——追忆我的舅父张济全先生

　　我的舅父张济全先生是三秦当代杰出的中医教育家，在他60多年的医学教育生涯中，以振兴中医为己任，敬业笃厚，勤奋实践，兢兢业业，其严谨的治学精神，深为人们所敬仰。毕生倾心于中医学术研究和中医教育事业，桃李遍布于海内外。张济全先生既是殚精竭虑培育我成材的导师，也是辛辛苦苦养育我成长的舅父，我从小生活在舅父身边，他慈祥的面容，谦诚朴实的性格，严谨勤奋的治学精神，兢兢业业的工作态度，都给我留下了深刻的印象。每每回忆起在舅父身边的点点滴滴，我的心就不由得一暖，鼻子也不禁酸了起来。一直以来，总想为他老人家做点什么，但基于种种原因而未能如愿，回想起来惭愧难当。现在，我仅能寄深情于这短短文字以缅怀养我教我的舅父。

　　舅父张济全（1925—2009）出生在陕西省蓝田县北门外张坡村。张坡村位于蓝田县北门外的苍莽秀岭，北依巍巍骊山，南临滔滔灞水，隔河与白鹿塬相望，依秦岭之逶迤，纳日月之芳华，藏物华之瑰宝，得天地之钟灵。村庄被树木掩映，郁郁葱葱。张坡村大部分村民都姓张，老祖宗原籍清河郡人氏（今东北吉林清河镇），大明正德年间由山西大槐树下移民到张坡村。远祖张文秀携四个儿子来到这里结庐而居，开荒种地，胼胝手足，苦创家园。历经数十载，家道稍富，营造居室。因该村地处县城北坡，就叫张坡村。弟兄四人，长子张英（长门），次

子张俊（东门），三子张杰（西门），四子张玄（早夭，无字）。舅父是三子张杰一脉，舅父的祖父是一个很有名气的木匠，以建筑手艺高超，闻名蓝田，尤善于雕刻。舅父的母亲（我的姥姥），出生于世代以农为业的五里头村。她心地善良，聪慧勤奋，相夫教子，温恭贤良，以"贤孝"闻名于十里八乡。姥姥生有二子三女，长女张玉贤是我的母亲，舅父是她的长子。姥姥对舅父的启蒙教育极为重视，尤其注重对他的品德教育，经常给他讲做人的道理。这对以后舅父成为一位情寄群众疾苦的中医，起到了很大的作用。

舅父幼年聪明好学，6岁上学，入学后学习成绩总是名列前茅，经常受到老师的表扬，《三字经》《弟子规》背得烂熟，后来由老师给他讲解《中庸》《大学》《论语》《孟子》等书，他读书非常刻苦，每每读书到夜阑人静时分。刻苦上进的舅父成了全家人的希望，然而就在此时姥姥因血痨去世，家中的顶梁柱倒了，舅爷又在外奔波，家中经济每况愈下，实无办法，年幼的舅父只能辍学了。一天舅爷回到家里，舅父边哭边嚷着："爸爸，我要上学！我要上学！人家的孩子能上学，我为什么不能上学呀？！"舅爷流着眼泪说"苦命的孩子呀！咱们的命不好，认命吧！"舅父哭，舅爷哭，父子泪相涟，舅父的哭声注满了渴望上学的心情，深深地刺痛着舅爷的心。少年的舅父也体会到了舅爷的为难，只能暂时辍学，辍学后的舅父从此担起了家庭生活沉重的担子。

矢志学医，艰苦卓绝

在苦水中泡大的孩子，过早承担生活的重担，不仅没能压垮他稚嫩的身躯，反而磨炼了他的意志。

辍学后的舅父，农忙时节下地劳动，农闲时节即抓紧时间读书，但姥姥身染疾病时所受的痛苦和姥姥病故之恨，时时刺痛着他的幼小心灵，遂以不知医为恨事，故立志学医，以济世活人。但其时年少，家境贫寒，学无门径，只得自谋出路，以书为师。自学之初，茫然不知由何起始。临舍住着一位清朝耆儒张子厚先生送给他几本医学启蒙读物《药性赋》《医学三字经》等，他即用小楷抄录于粗麻纸上，利用工余时节诵读。我的母亲知道舅父立志学医以后托人说通了当地中医袁自谦收他为徒，跟随学医。舅父即来到袁老师家中开始了学医的生涯，袁老师特别喜欢舅父的诚实和勤快，便亲自给他传授知识，教他望、闻、问、切，怎样待人接物，招呼病人。为了维持生活，舅父白天在当地的小学校里教书，晚上在袁老师的指导下学习，他废寝忘食，孜孜以求，潜研经典，博览诸学。几年间对《神农本草经》《本草纲目》《伤寒论》《金匮要略》《濒湖脉学》《医宗金鉴》《汤头歌诀》等医学专著，无不精读强记，每得一医书，便如获至宝，必寝食皆忘，以读为快，日间忙于给学生讲课，夜间则是他读书的大好时光，数十年如一日经过几年刻苦钻研，经专业考试合格政府发给行医证书。几年后，舅父已是当地小有名气的中医大夫。南王村已九旬高龄的刘老先生向我述说了他 1947 年在西安南院门开饭馆，患高热、谵语，腹部有一个硬块，像一个盆扣在小肚子上，昏迷不醒，一周未大便，腹部痞满，当时西安广仁医院认为是"腹腔肿瘤"，要求动手术，因为无钱医治，回家待毙，家人恐慌不安，乱作一团，已准备后事。当时家人邀舅父出诊，舅父经望闻问切后诊断为阳明腑实证，用生大黄 5 钱，芒硝 1 两，生枳实 1 两，生地黄 2 两，瓜蒌 1 两，麦冬 1 两，当归 5 钱，川朴 1 两，麻仁 1 两，水煎服三剂，一日一剂，一剂服后便出稀水样大便，二剂后拉出像板栗一样的硬大便半瓷盆，高热已降，人已清醒，三剂后腹痛解除，神清气爽，又回西安做生意。60 多年过去了，他仍然念念不忘舅父的救命之恩。

加入党组织，服从国家需要

1949 年舅父正式加入中国共产党。从在党旗下举起拳头的那一刻起，就暗暗起誓："把一切献给党，永不反悔。"他先后在蓝田地方担任过乡文书、乡长、乡指导员、法院副院长、区长、区委书记，工作中舅父做事坚持原则，不媚上，不欺下。求真务实，不随波逐流。他兢兢业业，勤勤恳恳地工作。在繁忙的工作中，刻苦钻研业务，坚持中医临床诊疗工作。他走到哪里，就给群众把病看到哪里。1957年他深感夙愿未酬，遂向组织写申请弃政从医，要求回医疗部门工作。

当年党组织派他到县文卫联直总支任总支书记（当时县医院、广播站、县法院为一个党总支部）兼县医院副院长。在当时的县医院他除了应付正常门诊的治疗外，还团结全县基层医务工作者，是贯彻执行政府的方针政策的纽带，是农村卫生、防疫工作的组织者和领导者。舅父定期组织全县医务工作者学习政府的医疗卫生方针政策，交流医疗技能，汇报疫情，安排防疫工作，同时遍访全县名老中医及有一技之长的民间医生，汇集经验写成《蓝田秘方》和《土单验方汇集》。

1957年秋季多雨，几场暴雨过后，庄稼被淹，群众财产受到严重损失。受灾地区水井被淹，群众饮用水被污染，腹泻、痢疾等疫情迅速蔓延，舅父立即带领医疗队到灾区查看疫情，治病救灾，他从早到晚忙个不停，和医疗队的同志深入到群众中用中药、西药、针灸等手段为群众治病，迅速控制住了疫情，深得群众的赞扬和好评，并得到省卫生厅的嘉奖。由于他医疗经验丰富，医技精湛，不仅在蓝田广大干部和群众中享有很高的声誉，而且临近周边县也有群众慕名前来就医。1958年9月上级领导推荐他去北京中医学院师资班学习。

名校深造，刻苦攻读医典

进入北京中医学院学习，对舅父来说是想也不敢想的事情，所以他十分珍惜这难得的机会。入学前虽然刻苦攻读和跟师学习，读了很多医学书籍，并有几年的临床工作经验，但对学校开设的中医内科、解剖、医史等课程并不熟悉，毕竟此前未系统学习过，所以他废寝忘食，孜孜以求，潜研经典，博览诸家，对中医学理论的源流、发展及各家学说的形成有了深刻的认识，同时也受到了自然科学的影响，开阔思路，增长见识。他在课堂上全神贯注地听讲，并且做了详细笔记，课余时间跑到图书馆查阅有关资料，并结合自己的临床经验，对照教材和老师讲授的内容，与自己过去临床实践做出对比，写出心得体会。当时的北京风光秀丽，市场繁荣，但舅父从不涉足其间，即使节假日也在学院图书馆中攻读。学院图书馆的大量藏书，中医药研究的丰富资料，强烈地吸引着他。以勤为径，以苦为舟，向中医学知识的海洋进发，每次考试舅父成绩皆名列前茅。课堂讨论时，他的发言有理论，有实践，讲得生动活泼，得到老师和同学们的一致好评。几年的高校学习期间，除攻读完了 30 多门所设课程之外，还有机会与来自全国各地的学友与国家知名中医专家进行沟通交流，使原有的医学理论和临床经验得到充实与提高。

献身陕西中医教育事业

1961 年，舅父从北京中医学院毕业，陕西省卫生厅安排他到陕西省中医进修学校师资班任教，为陕西中医界培养出了中华人民共和国成立后的首批栋梁之材。省中医进修学校师资班的学员，大部分是本省各区、县医疗单位的优秀中医和各医疗卫生单位的医疗骨干，属实力派，每个人都有丰富的医疗经验，在学校他们如鱼得水，教学相长，学校以讲授中医经典著作为主。同时聘请当时国家级名医秦伯未、施今墨、蒲辅周、朱琏和陕西中医名流黄竹斋等来校讲课，学员们原来就基础雄厚，再加上名家授课、指点，以后大多成为陕西中医界的栋梁之材。如 20 世纪陕西中医学院两任院长，陕西当代中医泰斗张学文、杜雨茂，陕西省医院著名中医王万贵等皆出于该师资班。陕西中医学院成立后，陕西中医进修学校和陕西中医学院合并，更使陕西中医学院成为陕西培养中医高级人才的最高学府。舅父执教于陕西中医学院，任基础教研室主任，任教期间临床和教学双肩挑，理论和实际相结合。在讲课中深入浅出，生动易懂，内容上重视理论联系实际，经典条文讲深讲透，疑点重点攻破，思路条理清晰，舅父的教学方式方法深得师生的一致好评与赞许。

1964 年后，舅父又先后就任陕西省中医学校教育主任和渭南中医学校教务科长。在几十年的中医教育生涯中艰苦卓绝，兢兢业业。初到陕西中医学校，既无校舍又无办公地址，为了解决学生入学的燃眉之急，暂借房屋办公，给学生上课，和他一块去工作的同志打趣说："鸟儿也知道先搭个窝后下蛋，中医学校连个窝都没有还办什么学校？"但他没有放弃，他认为在这个时候上级把建中医学校的重担交给了他，是对他的信任。俗话说万事开头难，建校、征地要钱、要人，都得他去跑，凭着对中医事业的满腔热情，白手起家，三易其址，在既不通电又不通水的偏僻农村凭着一股执着劲和满腔的热血，硬是建起了一所中医学校。

当时同事普遍有畏难情绪，但他勉励大家说："我们建设的学校是陕西省历史上第一所中医专业学校，我们肩负着承前启后、继往开来的重担呀！"冬天来了，可是选作校址的土地上仍然是满地早已成熟的庄稼，为了清理场地盖学校，在他的带领下同志们刨红薯、收玉米、摘棉花、拔棉花秆。建校劳动成了他们的中心任务，连盖学校的木头都得师生亲自去拉，寒冷的冬天，他带着师生去几十里外的农村拉木头。冬云低垂，寒风凛冽，天空飘着飞飞扬扬的雪花，河里也已经结了一层薄冰。拉木头回来的路上必须先趟过一条齐腰深的河水，他第一个脱衣服跳入河中，榜样的力量是无穷的，同志们也跟着相继下了河。当第一只脚踏进冰冷的河水时，透骨的寒气好像钻入骨髓，从脚心直达心脏，冷得人浑身发抖，起了一身鸡皮疙瘩，周身的血液似乎也凝住了不再流动，开始时只感到腿脚刀割似的痛，后来全身都麻木了。这次拉木头下河让他患上了风湿病，终身不愈，每到刮风下雨，浑身就痛。

1978 年，我在省中医经典理论进修班学习时，教室每遇下雨就到处漏水，学生反映到教务处，舅父看在眼里急在心头。一次下雨时，他自己爬上教室房顶，用塑料布把房顶盖得严严实实的，下来时由于雨大地滑，从梯子上跌了下来，脸和胳膊都擦伤了，鲜血直流。同志们让他快去包扎一下，但他似乎没有听见，爬起来又攀上其他房顶，继续将漏雨的地方全部盖好。血水伴着雨水，渗透了他的衣服，当时的他竟然完全忘记自己是五十多岁的人了。

春来了，秋去了。舅父为陕西的中医教育事业倾注了一腔热血。

他治学严谨，对学生更是循循善诱，诲人不倦；对自己却严格要求，身体力行。多来年，学校培养出来的中医学子已遍布三秦大地，他们在各自的岗位中出色地工作着，为陕西人民的健康事业奉献着自己的力量。

几十个寒来暑去，他一年四季都在15平方米的教务办公室办公休息，几十年如一日地操劳着中医学校的教学管理，无法统计他所付出的劳动和应取得而没有得到的报酬。他一身孤胆，曾只身和滋扰学校安全的歹徒搏斗；他桀骜不驯，敢为教师和学生的利益向上级请命。鲁迅说过：中国自古就有埋头苦干的人，有拼命硬干的人，有舍身求法的人，有为民请命的人，他们是中国的脊梁，我想舅父就是这样的人。

舅父逝世后，我们送回老家安葬，之前并没有通知什么人，但送葬时却来了几百人。当时许多人都抱头痛哭，一位年迈的白发老人跪倒在舅父的坟头放声大哭："张老师，您真是个好人哪！"

舅父是家乡和中医学校里人人皆知的"好人"，好人的标准虽然没有严格规定，但每个人的心里都会有一把尺子。"你舅是个好人"这不仅是舅父的同事和他的学生对舅父的评价，也是三秦大地受惠于舅父的众多群众的共同心声，这是黄金换不来的评价。学校有一个男同学，因为自己丢了钱，出于报复心理，赌气拿走了同宿舍另一位同学的手表，失主的家长找到了舅父，说是亲眼看到有个同学带的手表是自己儿子的，反映到教务处。舅父知道了此事，找到了那位同学，说了几句话"你是否认为你丢了钱，就应该随便拿别人的东西？我知道你在赌气，你若真需要手表，我给你买一块，但是不能干损人利己的事。"那位同学哭了，哭得很伤心，舅父没有过多的指责，更没有严厉的批评。那位同学交出了手表，又主动写了一份检讨。舅父把手表还给了那位同学的家长时，反复叮嘱："希望你们原谅他，绝对为他保密。"事情就这么简单地过去了。后来舅父从他的工资里省出钱，给这位同学买了一块新手表。当他把崭新的手表亲手戴到那位同学的手腕上时，这位七尺男儿又哭了。"张老师您是我前进路上的指路明灯，请您放心，我不会给您丢脸，看我今后的行动吧！"浪子回头金不换，几十年后的一个春节，这位学生已是一家县中医院的院长、副主任医师，提着拜年礼，双膝跪在恩师膝前声泪俱下地说："张老师，没有您的良苦用心，就没有我的今天。"

作为医生的舅父，精湛的医术和富于创造性的遗传基因，以庄子之道自怡，以荀子之道自克。他身上洋溢着中国传统文化熏陶的淡泊情怀和高尚的人格，一生胸怀坦荡。对工作尽心尽力，从不敷衍和延误，对朋友、对同志见贤思齐，对群众满腔热情，乐于奉献。始终保持低调做人，从不装腔作势，不摆架子，不务虚名，不谋权位，对事业精益求精，执着追求。正是存在于他天性中的自然美德，使他赢得了群众和同志对他的厚爱和称赞。"悠悠寸草心，报得三春晖"。舅父数十年如一日，把中医教育事业看得比自己的生命还重要，把全部的精力奉献给了陕西的中医教育事业，以一个学者的风范影响着三秦莘莘学子。

"文革"蒙冤，忠贞不渝

1966年"文革"开始后，像舅父这样博学多才、心地善良的忠厚长者，不仅不能从事教学工作了，还跌入了人生的低谷，他被迫游街，胸前挂着"反动学术权威张济全"的黑牌子。家乡蓝田的"文革"和四清运动同时进行。因为家中在中华人民共和国成立前有20多亩地，被错误地定为地主成分，全学校都贴满了"张济全是地主阶级的孝子贤孙"的大字报。他的遭遇悲惨，处境危险。但他没有丧失一贯的学术信念，他仍坚持出诊、看病，为群众解除痛苦。

医德高尚，福祉万民，学者风范，高山仰止

舅父行医和教学六十余年，为千千万万的患者解除了痛苦，治学严谨，重视临床实践，强调脚踏实地，反对华而不实，在学术上善于博采各家之长，不拘泥于一家之说，并能结合现代医学知识，兼收并蓄，融会贯通。

20 世纪 60 年代，我曾随舅父去省人民医院探望一位住院的亲戚时，该院中医王万贵邀舅父去内科病房会诊，因为王大夫是舅父的学生，舅父欣然应允。该患者王桂琴，女，32 岁，医院诊断为阵发性心动过速。自觉阵阵心慌，发作时震颤不能自主，卧床不起已半年之久。西医治疗数日无效，会诊时恰逢患者心动过速正在发作，患者盖着两层被子，全身颤抖，连病床也跟着摇动了起来，但患者自觉不恶寒，四诊结束后，舅父即顺口背出《伤寒论》第 82 条："心下悸，头眩，身瞤，振振欲擗地者，真武汤主之。"王大夫按舅父医嘱急予真武汤加龙骨 30g，牡蛎 30g，当天连服两次，震颤遂止，再按原方投以五剂，心悸、震颤消失。

20 世纪 80 年代舅父应邀来我院会诊时提出了快速截断疗法的观点。他认为，快速截断疗法的指导思想是采取果断的措施和特殊功效方药，快速控制急性疾病，阻止疾病的发展变化，避免造成严重复杂的后果，以提高疗效，缩短病程。这个指导思想正是祖国医学渊源已久的传统观点的发展。温病大家吴又可有"客邪贵乎早逐"的主张，说明疾病侵入人体后，如果不做果断处理，病邪就会逐步深入侵犯重要脏器。急性病发病快，来势猛，易逆变；邪正相争，正气未虚，重在祛邪；急病急治，快速截断，截除病源，防止传变，是针对急性疾病的积极治疗措施。按照舅父的教导，我们对于流行性出血热的治疗采取快速截断治疗，在出血热初期，即发热期应用大剂量清热解毒药，可以跳过低血压期和少尿期，或者低血压和少尿期很轻微的就可以度过，从而缩短了病程，提高了疗效。对于临床上的急性肺炎患者先采用泻下法于腑实之前快速截断，同时配合清热解毒、活血化瘀等药，都达到了缩短疗程，提高疗效的目的。以上事例对我影响深刻，舅父既是应用经方的典范，又是不拘古法打破常规的引路人。

舅父治病重视审症求因，1992 年在蓝田医科所讲课时，县北关中学一中年教师患腰椎增生，腰痛如折，行动困难，在西安各大医院治疗无效，邀请舅父为他治疗，经四诊合参，诊为肾虚腰痛，处方为每日服枸杞 30g，山萸肉 30g，半个月后腰痛大减，行动自如，嘱其将枸杞子、山萸肉、女贞子研细末装零号胶囊，服三个月以巩固疗效，此人现已六十余岁，腰痛至今未复发，每遇到我，即托我代他向舅父问安，并盛赞舅父医术之高明。

舅父力主中西医结合，并且付之于实践，在治疗实践中多采用西医诊断手段，中医辨证治疗，许多疑难病患者，经他精心治疗多获良效。1993 年 3 月蓝田县某银行一位职员，因患病毒性心肌炎，经省医院治疗后症状有所缓解，但室性早搏难以控制。心电图提示 II 度房室传导阻滞，虽经治疗却难以消失。患者因病不能上班，已在家病休一年半，中西医多方治疗，早搏不减，患者也失去治疗信心，后闻舅父回蓝田探家，慕名前来求治。患者脉结代（早搏每分钟 10 次），患者自诉每遇午夜早搏更为严重（每分钟达 15 次左右），舌质淡，苔薄白。辨证为气阴两虚，心阳虚弱，治以益气补血，温补心阳，养心通脉。

方药：党参 30g，麦冬 15g，五味子 10g，桂枝 12g，熟地 12g，炙甘草 10g，阿胶（烊化）12g，红花 10g，鸡血藤 30g，灵芝 30g，仙灵脾 30g，附片 30g，嘱先服五剂。服药五剂后，室性早搏消失，仍于上述处方中加用山萸肉 25g，补骨脂 30g，连服两个月，终于使室性早搏得以控制，现退休后仍然反聘原单位继续上班。舅父认为治疗早搏单温心阳，疗效不巩固，温心肾之阳，则为治疗早搏的有效之路，同时认为肾为先天之本，内藏元阴元阳，五脏之阳气全赖元阳以温煦。许多心脏疾病，病位在心，其源在肾，肾阳是人体各脏腑功能活动的根本，故称"元阳"。心阳需得肾阳之鼓动才能推动气血之运行，维持人体正常生理功能。若命门火衰则君火不明，心肾之阳不能温煦气血运行，导致气血瘀滞，出现早搏，心悸，脉迟，脉结代。我亲眼看到舅父在临床上治疗了很多例顽固性室性早搏的病人（恶性早搏），疗效都非常好。他把"温补肾阳"法灵活而巧妙地运用在心脏病的治疗方面，取得了很好的疗效。

1990年2月，我院收治一位患者，住院诊断为"急性脊髓炎"，患者除左上下肢活动障碍外并伴气喘、心悸、呼吸困难。医院给予吸氧抗感染，对症输液治疗，但患者仍反复出现阵发性呼吸困难、昏迷，全身深浅反射均消失，已放弃治疗回家准备后事。危急之中，家属邀舅父会诊，当时患者昏迷，呼吸吞咽困难，咽干，舌质红，苔黄，脉洪弦而数。舅父即针刺风府、大椎、肺俞、内关留针30分钟。

处方：干姜3g，生石膏12g，当归9g，党参12g，桂枝6g，麻黄6g，川芎10g，杏仁10g，甘草10g，服上方一剂后，右上肢已能活动，全身麻木减轻，呼吸、吞咽已经通畅，已可吃面包、饼干，续以原方加减化裁五剂，病人痊愈出院。

舅父从来不把自己的技术、名誉当作炫耀的资本，从不张扬，只知默默做事。1976年，他在家乡用中药治好了一位胆结石患者，家属为了感谢他，特意拿了红包，但他坚决不收，家属见状，声称若不收红包就长跪不起。当时舅父也急了，说："你要不把红包拿回去，我也就给你跪下，给家乡人民治病是我份内的事，因为我是个医生，你让我收红包，是让我良心不安呀。"许多经舅父治疗过的患者都说："我不知咋样感谢你舅才好。他从来不收礼，从来没对病人提过什么要求，但只要是病人需要的，他都尽力做到。"

1977年舅父回家休探亲假，三里镇杨村的一位中年男子，因做胆结石手术引发胆管阻塞，全身黄疸，病情十分危急，患者家属来请他治疗。在服药治疗期间，舅父每天早、晚都要跑十几里路去看病人，直到第15天病人脸上黄疸逐渐退去，舅父才松了一口气，脸上露出了笑容，第二天舅父的探亲假就到期了，提着简单的行李，又回到单位去上班。

舅父从来不愿意让病人多花一分钱，能用便宜药治好的病，他绝对不用贵重药，家乡一位50多岁的妇女，1965年患子宫肌瘤经期紊乱，出血不止，舅父回家探视，患者来家找他治疗。此前患者已在西安大医院跑过多次，医院都提出要做手术，甚至要切除子宫。舅父看了病人的检查报告说："老嫂子，您年龄已经过50岁了，子宫和卵巢随着年龄萎缩，子宫肌瘤也会因得不到营养而萎缩，你的经济又不宽裕，我给你开中药吃，你的病也能好。"结果患者只花了十几块钱，不仅免受了手术之痛，也省了很大的经济开支。半年后患者不出血了，人也有了精神，子宫肌瘤好了，啥活都能干了。

每逢节假日，舅父家里就要来很多看病的人，休假时间比上班还要忙，多少年来都没过过一个安宁的年。1978年除夕，舅母早早包好饺子，孩子们贴好春联，一切收拾妥当，一家人准备过团圆年时，临村一个乡党来说："父亲因高血压病，头痛得厉害，一阵阵恶心、呕吐，突然昏倒了，生命危在旦夕。"舅父立即穿上大衣，二话不说就往病人家里赶，到了病人家里，看到患者病情危急，只能就地治疗。打吊针、服中药，观察病情，在患者床前一守就是一夜。第二天，病人转危为安，正是大年初一。在回家的路上，因路上结冰，加上天冷，他在路上摔了一跤，再爬起来，只能一瘸一跛地朝回赶，回家后舅母发现他脸部青肿，鼻子瘀血，确实摔得不轻，心疼地埋怨了他几句，舅父却说："人命关天的大事，怎能不帮呢。"

舅父为人诚实正直，不善交际，不会逢迎，对患者热情和蔼，被乡民和同事誉为具有仁者之风，其学风亦如其人严谨专一，注重实际。

临证诊病，一丝不苟，详察病情，究其要害，制方严谨，用药得当，师古而有创新，药味平淡而有出奇制胜之妙，对内外妇儿各科均有涉猎，对许多疑难杂症颇多建树，乃至晚年，德高望重，工作甚忙，求诊者众多，依然审慎为之，不论患者贫富尊卑、地位高低、亲疏远近，同样认真论治。常因一味药的增减，取舍而斟酌再三，凡遇疑难重症，诊病之余必深思良久，和同道切磋，甚至深夜查找资料文献，全凭一片赤胆忠心，博得了乡亲父老的一致好评。

导师之恩，山高水长，孝承遗志，创新继往

舅父不仅是我的恩师，也是为了培育我成材而殚精竭虑的导师，他用自己超人的智慧，广博的知识和远见，对我进行言传身教，不仅要求我努力学习，成为对社会有用的人，同时也要具有高尚品德，成为以天下为己任，能吃苦耐劳的人。

幼年时我就很爱听舅父讲爱国主义英雄的故事，每当晚饭后我和姐姐围坐在小圆桌旁，舅父一边抽烟喝茶，一边给我们讲，其中多是一些民族英雄抗击侵略者的故事，如南宋民族英雄岳飞抗击金兀术，北宋杨家将抗番，戚继光抗击倭寇的故事。并教我背诵岳飞诗词《满江红》、文天祥《正气歌》，他常教导我人格是磨炼出来的，好习惯是培养出来的，知识是学出来的。在他磨炼人格思想的引导下，我从小养成了上进好学、勤俭、坚忍的性格。古代诸子百家的精神经过舅父汲取、消化和更新，变成了丰富的精神食粮，像阳光、像雨露一样滋润着我苗壮成长。

我生性顽劣，自小不喜读书，家中两个姐姐又都比我大好多岁，父母只有我一个男娃，因而自小娇生惯养。舅父回来后循循善诱，给我讲古人勤学苦练的故事，因为我不努力学习，舅父即用三字经里的一段话批评我"犬守夜、鸡司晨、苟不学、曷为人；蚕吐丝、蜂酿蜜、人不学，不如物"。这段话是中国传统启蒙读物《三字经》里劝学的一段话，就是说：狗生下来就是守夜的，公鸡生下来它总归会叫鸣的。

蚕是吐丝的，蜜蜂辛勤地在酿蜜，这些小动物都在尽自己的本分，靠自己的本分来体现自己的价值，而人呢？假如不努力学习的话真不如那些动物。言简意赅，很朴素的一番话，唤醒了梦中的我，一块顽石化开了。因为舅父的熏陶我和二姐都走上了学习中医的道路。

在学习中医经典著作初期，我因为古汉语知识基础差，畏难情绪很大，舅父给我指出学习中医的方法就是将勤奋和努力融入每天的生活中，融入每天的工作中，今天的收获就是因为昨天的积累，明天的成功则有赖于今天的努力，这就要靠自己的韧性。应该尽自己的责任，并且弯下腰学好每天遇到的每一个问题，流自己的汗，吃自己的饭，自己的事情自己干，且有持之以恒的精神，才能步入中医学科这个深奥的殿堂。他要求我对千百年来流传下来的中医经典认真读、重点读、细读、精读，一些经典条文必须背诵，再在临床上反复揣摩，从中悟出真谛。同时又指出经典著作中的条文乃是从无数病例中总结出来的，具有规律性的东西，记住它背诵它，就能在临床上触发思绪，吃透精神，熟能生巧，别出心裁。舅父常以朱熹语"循序而渐进，熟读而精思"来引导我。在舅父的教导下，我将《伤寒论》和《内经》条文写在牛皮纸做成的卡片上，每天背诵一段，不管在田间地头劳动，还是拉架子车、步行走路我都在背诵。三年下来，我将《内经知要》重点条文和《伤寒论》原文所有条文，倒背如流，从而为学习中医打下了良好的基础。

"文革"期间，我因家庭蒙受了不白之冤，成为黑五类子弟，政治上的种种残酷迫害，使得我家破人亡。舅父多次设法解救在逆境中的我，他在信中写到："艰难和困苦正好是磨炼自己人格的最好机会，意志是磨炼出来的。只有吃得苦中苦，经得起磨炼，才能在社会上站得住脚，有所作为。"孟子说："天将降大任于斯人也，必先苦其心志，劳其筋骨，饿其体肤，空乏其身，行拂乱其所为。"舅父的鼓励和教导如同漆黑夜里的一盏指路明灯，照亮了我受伤的心扉，也救了我一条命，各种炼狱般的磨难，将我锤炼成了烈火真金，给我以后的事业打下了坚实的基础。

"文革"结束后，我年幼的心灵已经饱尝了人生的甘苦，在学习上虽仍有锲而不舍的求索精神，但身心疲惫，觉得前途渺茫，征途漫漫。极度压抑下，向舅父述说了自己心情的沉郁和凝重。舅父深思良久，将已经成人的我抱在怀中，眼中饱含着泪水说："娃呀，做人要有一种不服输的'倔强'之气，这种倔强之气也就是一种男子汉的阳刚之气，倔强需要有一种精神。你一定要在自强自立中站起来，要有完善的道德修养，不可因为胆怯而气馁，也不可因为艰难而自暴自弃。成事要有信心，要有不畏艰难、锲而不舍地干下去的决心和毅力，做事要有恒心，要有韧性，任何事要么不做，但看准了决定做而且开始做了，就一定要坚持不懈地做下去，一定要做出个样子来。"十一届三中全会的召开，中医事业迎来了欣欣向荣的春天，我重新获得了新生，如鱼得水，奋战在救死扶伤的医疗岗位上。日常事务繁忙，在这个关键时刻，舅父教导我说："工作再忙，学习也丝毫不能放松，中医经典著作要精读深思，各家学说要博览兼收，基础知识书籍仍须勤读牢记，真正做到一步一个脚印，扎扎实实干好工作。"并亲书一条幅"书山有路勤为径，学海无涯苦作舟"来勉励我。

按照舅父教导，我给自己订了几条守则：第一，工作之余不看电视，不看电影，不看戏。第二，不打麻将，不跳舞，不喝酒，把一切业余时间用在中医理论的学习和研究工作中去。日复一日，年复一年，舅父的教诲我遵循了一生。

我生性孤傲，在单位和社会上有时和同志相处得不融洽，舅父常以"尺有所短，寸有所长"来教导我。生活中他刻意培养我形成一种平和恬淡的性格。常教导我"应以天下为己任"，树立正确远大的理想，养成光明磊落的人生观。舅父培养我的良苦用心，决不次于对自己的亲生儿女，他在渭南和三原工作期间常书信不断，信中内容多谈及学习、工作。可以说舅父是我最重要的思想导师，我的专业学习与舅父的正确引导不无关系。1988年县委拟推选我为民主副县长候选人，组织部长代表组织来和我谈话。在大事面前，我征求了舅父意见，舅父即说：我不赞成你步入官场，你不是当官的料，并立即写信告诫："望甥儿以学问为目的，人生之道路宜从'平淡'二字用功，把学习必须看重一点，功名利禄，要看得淡些。要以庄子之道自怡，以苟子之道自克，要把世俗之功名看得平淡些。"并告诫我"你是搞自然科学的个性，当官对你不适宜。"舅父的一番教导启迪了我，打消了我弃医从政的念头，虽然我当时政治热情很高，但后来还是在中医学术道路上坚持下来，并告别官场终身致力于中医事业，现在我已是耳顺之年，实践证明，舅父为我选择的道路是完全正确的。

1985年，紫阳县一位偏瘫患者从陕南来找我看病，患者偏瘫治愈后，从紫阳县捎来几斤陕青毛尖茶叶感谢我，我没舍得喝，中秋节我把这几斤陕青毛尖送给了舅父，并以此为荣而炫耀自己："我给紫阳县高桥镇的人治好了偏瘫，人家为感谢我捎来几斤紫阳毛尖，我来孝敬您吧！"舅父当时就变了脸，虽然没批评我，但不高兴。几天后来信说："人生活在世俗社会中，不得不受到社会风气、风俗习惯的影响和制约，但社会的风气对于个人的影响并不完全是积极的，有些是消极的。人在世上是要有一点精神的，而且要有很强的人生观，你应该心有定力，不应该受这些不良风气的影响，要培养成自强自力的精神，特别是在医疗活动中，不能以受人恩惠为荣。在生活中不要因私欲而困扰于心，要把钱财物资看得平淡些，不要为私欲所惑，要不受物欲之累，才能处于光明无欲的心境。"

为中医事业奋斗终生是舅父的夙愿，我是在舅父的循循善诱，含辛茹苦的汗水中泡大的，舅父如良师慈母，成就了我也成就了我的事业，回首往事，深感肩头重任的分量，愿和中医同道一起，继承先师的治学精神。更要向舅父那样生活、那样工作，走他没有走完的路。

舅父的一生是老实厚道的一生，是拼搏奋进的一生，是无私奉献的一生，他留在世上的只有美名，虽然他离开了我们，但他忠实笃厚的精神将永远激励着我们完成他未竟的事业。

缅怀无限的哀思

舅父在世的时候，每年他老人家过生日，我和姐姐都会给舅父打个电话，或者带点礼品到他家里吃顿饭，和表弟一家团聚。我有时也因工作忙，就让姐姐捎点礼物过去。

舅父是在 2009 年冬天去世的，他走得匆匆，从进院到去世，仅仅 3 天，当他的心电图成一直线时，天正下着鹅毛大雪，街上路断人稀，踩着几尺厚的积雪，我和亲人们送舅父到了火葬场，天地与我同悲！

舅父在世时，不觉得他有什么特别的，自己总是马虎行事，有时没时间去看他只把礼物托人给他带去，没有了舅舅才意识到他老人家的重要！

舅父在世时，我总是匆匆而来，匆匆而走，忙，总是忙，忙得从来没有时间在他老人家身边好好的待过几个整天，如今想起，竟成终身之憾！

2008 年年底，舅父中风住院，我和姐姐守护陪夜，他一会清醒，一会糊涂。清醒了就说："明天回去吧，还要上班。"舅父的一番情意，我深深领会，他怕耽误我的工作，他老人家连我的时间和精力都在怜惜。

2009 年 10 月舅父再度住院，接到表弟的电话，来到医院，表弟已经在病危通知书上签了字，我失魂落魄地骂自己，几十年劳碌奔波为的是自己的工作，自己的家庭，却极少顾及舅舅。病床前看到极度虚弱的舅父，看到插着氧气管和输液针管的舅父，我心如刀绞，等到舅舅醒来，我趴在他的耳边叫：我是让，立让来了……

舅父吃力地睁开眼看看我，他已说不出话来，我们互相凝视着，他的嘴唇不停地颤抖，千言万语，都在眼中，豆粒大的泪珠从他的眼里滚出来……我的心都碎了！我应该经常来陪老人说个话，让他高兴，现在悔之晚矣。弥留之际，舅父用手在被子上画着，我取来笔纸，他颤抖地在纸上写了两个很难辨认的字，"做人"。我明白了他在嘱咐，我们后辈要堂堂正正做人，老老实实做事！临去前，舅父还操心着我们，伤心的眼泪如涌泉般蒙住了我的视线，此心此情，无以为报！

窗外大雪漫天飞舞，积成盈尺，舅父安静地闭上了双眼，永远离开了我们！苍茫大地，一片银白，天地同泣，同讣斯人！我握着舅父苍白的手，回忆着舅父在风风雨雨的岁月中对我的呵护与教诲，泪如雨下！

大医精诚

张公济全，蓝田县北三里镇张家坡村人，公元 1926 年农历丙寅年五月初八日生。公出身耕读之家，自幼聪颖，不幸慈颜早逝，磨就沉稳、坚毅、自强性格。六岁课读塾馆，英气端现，自此耕余手不释卷，尤于博览群书之中。钟情中医籍典，渐谙医道之妙。及弱冠，先后师从本邑国医名家张子厚、袁子谦等，深得其教，医名渐显，甫以岐黄之术遍惠桑梓。

共和国成立初，公因思想进步，梓里拥戴而擢秀入政，先后就职于多地乡长、区长、区委书记等。1957 年，公终因志萦医道，毅然自请，弃政从医，改任蓝田县医院副院长。继而经考试推荐，被北京中医学院师资研究班录取。毕业后就职于陕西中医学院，先后任陕西中医学院基础教研室主任，陕西中医学校教务主任等职，曾担任陕西省中医学会副会长，陕西省医学教育研究会常务理事，《陕西中医》杂志编委会常委、渭南地区中西医结合研究室主任等。

公一生光明磊落，宽仁厚德，淡泊名利，求真务实。在六十多年的医学教育和医疗生涯中，始终以振兴中医事业、弘扬国医精粹、培养中医人才为己任，呕心沥血、矢志不渝，将毕生心血倾注于中医学术研究和中医教育事业。临床实践和理论研究造诣极深。其德其品更如洁玉皓月，誉满三秦，培育出桃李遍及海内外，德艺双馨的中医精英和医界高层领军人物。直至离休，仍一如既往，俭约笃行，义务为群众巡诊治病，福泽广被，其仁者之风，高山仰止！

呜呼！春蚕到老丝方尽，一生功德无量的张公，终因心血耗尽，积劳成疾，于2009年11月12日辞世长息，享年八十有三。公德配郑氏讳玉定，1928年农历戊辰年六月十二日生，淑惠贤达，兰阁风熏，生前与张公举案齐眉，同心协力，共生三男三女，乐享天伦，昔天不与年，于2000年10月6日与世长辞，时年72岁，云汉双星，桂馥兰馨，千古流芳。

时光荏苒，今值张公三周年祭，怀念之余，有子孙、门生、亲友共议，志其功德，激励后世，故刊此石，以昭千古也！

原陕西中医学院院长　张学文撰额
《蓝田县志》主编　卞寿堂校阅
门生孝甥《中华医学临床研究主编》　郑立让撰文